中国最美经方丛书

柴胡加龙骨牡蛎汤

CHAIHU JIA LONGGU MULI TANG

主 编

杨建宇 李 杨 李海霞

中原农民出版社

· 郑州 ·

图书在版编目(CIP)数据

　　柴胡加龙骨牡蛎汤/杨建宇,李杨,李海霞主编.—郑州:
中原农民出版社,2021.9
　　(中国最美经方丛书)
　　ISBN 978-7-5542-2454-0

　　Ⅰ.①柴… Ⅱ.①杨… ②李… ③李… Ⅲ.①方剂-研究
Ⅳ.①R286

中国版本图书馆 CIP 数据核字(2021)第 179712 号

柴胡加龙骨牡蛎汤
CHAI HU JIA LONG GU MU LI TANG

出 版 人:刘宏伟
选题策划:刘培英
责任编辑:张茹冰
责任校对:李秋娟
责任印制:孙　瑞
装帧设计:薛　莲

出版发行:中原农民出版社
　　　　　地址:郑州市郑东新区祥盛街 27 号 7 层　　邮编:450016
　　　　　电话:0371-65788677(编辑部)　　　0371-65788199(营销部)
经　　销:全国新华书店
印　　刷:新乡市豫北印务有限公司
开　　本:710mm×1010mm　1/16
印　　张:10.5
字　　数:156 千字
版　　次:2021 年 11 月第 1 版
印　　次:2021 年 11 月第 1 次印刷
定　　价:50.00 元

如发现印装质量问题,影响阅读,请与印刷公司联系调换

编 委 会

大美经方！ 中医万岁！

今天有点兴奋！

"中华中医药祝之友/杨建宇教授经方经药传承研究工作室"的牌子挂在了印尼·巴淡岛！[1]我很自豪地说，这是中医药界第一块"经方经药"传承研究机构的牌子！自然，在东南亚乃至全球也是第一！而这，必须感谢、感恩医圣张仲景的经方！

在20世纪80年代，我刚学了中医方剂学，就到新华书店买了一本《古方今用》，其中第一和方"桂枝汤"，不但用于治疗感冒，而且还广泛用于内外妇儿疾病。我印象最深的是既治坐骨神经痛，又治高血压。当时，我就有点懵！待学完《伤寒杂病论》，就有点明白了。但是一直到90年代初，随着临床感悟的加深，对医圣经方潜心地体验，对《伤寒杂病论》的反复体味，就基本上明白了许多。继而，临床疗效随着经方更广泛地应用而有了大幅提高，随即，我就被郑州地区多家门诊邀请出诊，还被许昌、濮阳、新乡、信阳等地邀请出专家门诊。直到现在，我仍坚持不懈地在临床中应用经方、体验经方、推广经方，并且效果显著，声誉远扬。时而，被邀至全国各地会诊疑难杂症；时而，被邀至全国各地讲解经方心得；偶尔，被邀至境外讲解经方，交流使用经方攻克疑难杂症的经验。而今天，把"经方经药"传承研究的牌子挂在了印尼·巴淡岛上，而这一切，都缘于经方！都成于经方！这真是最美经方！大美经方！我情不自禁地在内心深处呼喊，感谢经方！感恩医圣！

时间如梭！中医药发展进入加速期。重温中医药经典蔚然成风，国家中医药管理局"全国优秀中医临床人才研修项目"学员（简称国优人才班）的培养，重在经典的研修，通过对研修项目的关注、论证、宣教、参与、主持等历炼和学习，我接触到了中医经典大家，对中医经典有了更深入地认知，对经方有了更深刻地体验，临床疗效再次得到了稳步提升。北京市中医管理局、河南省中医管理局、南阳市中医药管理局共同举办仲景书院首期"仲景国医传人"精英班，我有幸作为执行班主任，再次对经方大家和经方学验有了更多的感触和心悟。再加之，近5年来我一直在牵头专病专科经方大师研修班的数十个研修班的学习与交流，在单纯的经方学习交流之基础上，更多地引导经方的学术提升和经方应用向主流医院内推广，使我对"经方热"乃至"经典热"有了更多层面的了解和把握。期间，有一个"病准方对药不灵"现象引起了我的关注，我认为这一定是中药药物的精准及合理应用出了问题。即而联想到，国优人才班讲经典《神农本草经》苦于找不到专门研究《神农本草经》的教授，而在第三批国优人才班上课时，只有祝之友老教授一个人专注《神农本草经》专题研究与经方解读。原来这是中医药界普遍不读《神农本草经》的缘故，大家不重视临床中药学科的发展，从而导致临床中药品种、中药古今变异等问题没有得到良好的控制和改善，导致用药临床不效。故而，我们就立即开始举办"基于《神农本草经》解读经方临证应用研修班和认药采药班"，旨在引导大家重温中医药首部经典《神农本草经》，认真研究经方的用药精准问题。此时此刻，明确提出"经药"这一"中医临床药学"的基本概念。根据祝之友老教授的要求和亲自授课、督导，我迅速把这个概念推广至全国各地（包括台北市的国际论坛上），及东南亚地区，为提高中医药临床疗效服务！而这个结果仍然是医圣经方的引领，仍然要感谢、感恩医圣仲景！大美经方！最美经方！

我和不少中医药人一样，稍稍有点小文人情愫，心绪放飞之时，就浮想联翩，继而就草草成文。恰好"中国最美经方丛书"第一辑15册即将出版，而邀我作序，就充之为序。

之于"中国最美经方丛书"，启自原"神奇的中华经穴疗法系列丛书"的畅销与好评！继而推出。既是中原出版传媒集团重点畅销图书，也是目前"经方热""经药热"之最流行类之书籍。本丛书系柳越冬教授带头，由国家名医传承室、大学科研机构、仲景书院经方兴趣研究小组等优秀的一线临床和科研人员共同编撰，是学习经方、应用经方、推广经方的参考书籍！对经方的临床应用和科研、教学均有积极的助推意义，必将得到广大"经方"爱好者、"经药"爱好者的热捧！

最后，仍用我恩师孙光荣国医大师的话来作结束语，

那就是：

美丽中国有中医！

中医万岁！

杨建宇[2]

2018 年 6 月 2 日，于新加坡转机回国候机时

注释：[1]同时还挂了"中华中药泰斗祝之友教授东南亚·印尼药用植物苑"和"中华中医药中和医派杨建宇教授工作室东南亚·印尼工作站"的牌子。每块牌子上都有印尼文、中文、英文3种文字。

[2]杨建宇：研究员/教授，执业中医师，中华中和医派掌门人，著名经方学者和经方临床圣手。中国中医药研究促进会仲景医学研究分会副会长兼秘书长，仲景星火工程分会执行会长，北京中西医慢病防治促进会全国经方医学专家委员会执行主席，中关村炎黄中医药科技创新联盟全国经方健康产业发展联盟执行主席，中医药"一带一路"经方行（国际）总策划、总指挥、主讲教授，中华国医专病专科经方大师研修班总策划、主讲教授，中国医药新闻信息协会副会长兼中医药临床分会执行会长，曲阜孔子文化学院国际中医学院名誉院长/特聘教授。

目　录

中篇　临证新论

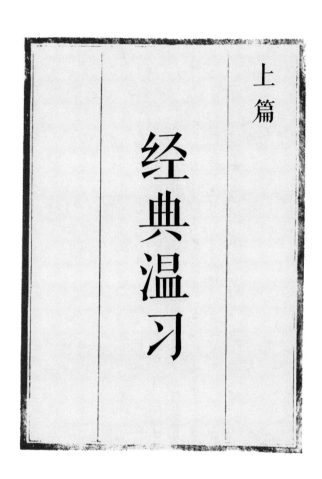

上篇

经典温习

本篇从三个部分对柴胡加龙骨牡蛎汤进行论述：第一章第一节溯本求源部分从经方出处、方名释义、药物组成、使用方法、方歌等方面对其进行系统梳理。第二节经方集注选取历代医家对经方的代表性阐释。第三节类方简析对临床中较常用的柴胡加龙骨牡蛎汤类方进行简要分析。第二章对组成柴胡加龙骨牡蛎汤的主要药物的功效与主治，以及作用机制进行阐释，对柴胡加龙骨牡蛎汤的功效进行剖析。第三章对柴胡加龙骨牡蛎汤的源流进行梳理，对古代医家方论和现代医家方论进行论述。

第一章　概　述

第一节　溯本求源

一、经方出处

《伤寒论》

伤寒八九日,下之,胸满烦惊,小便不利,谵语,一身尽重,不可转侧者,柴胡加龙骨牡蛎汤主之。(107)

二、方名释义

本条论述太阳表证误下后所致邪气弥漫、虚实夹杂、表里俱病的变证及其治法方药。伤寒时已八九日,本已暗伏内传之机,而反误下伤其正气,则邪气乘虚而入,而变证由生。误下致变,种类繁多,然皆取决于人体阴阳禀赋、病邪性质及轻重等因素。今见胸满而烦,是少阳枢机不利、胆火内郁之象;胆火上炎,更兼胃热上蒸,心神不宁,则有谵语惊惕之变;而小便不利者,是少阳三焦决渎失常,水道不调之故也;邪气郁于半表半里之界,内外气机无以正常运行,是以一身尽重而难以转侧。综观全局,虽然病象所涉及脏腑经络较广,究以少阳胆与三焦为其病变重心;而外邪虽入里化热为患,同时亦有内生饮邪与之狼狈为奸。饮热互结,而正气却因误下而虚馁,是以形成虚实互见、表里俱病(其表者,少阳也;其里者,心胃也)之证,治宜和解少阳、通阳泻热,兼宁心安神,方用柴胡加龙骨牡蛎汤。

方义：本方由半夏小柴胡汤去甘草加龙骨、牡蛎、桂枝、茯苓、铅丹、大黄诸药而成。方以小柴胡汤和解少阳，宣畅枢机，使陷里之邪得以枢转而出；加桂枝者，非取其解肌祛风，而欲其通阳透达，助小柴胡转出里邪；少量大黄，并无峻猛伤正之弊，而有泻热和胃之功；至于铅丹、龙骨，重镇安神，定惊止烦；妙在茯苓一味，既可淡渗利水，疏利三焦，又能宁心安神以止烦惊；去甘草者，不欲其甘缓之性妨碍祛邪也。如此攻补合用，以和解少阳为基础，而有此方诸般奇妙之用。值得注意的是，本方所用铅丹，虽有镇惊安神之功，但毕竟毒性较大，用之应谨慎。目前临床上本品内服较为少见，若需用之，以小量暂服为原则；或用生铁落、磁石等品代之。

三、药物组成

半夏二合半，柴胡四两，黄芩一两半，生姜一两半，大枣六枚，人参一两半，龙骨一两半，牡蛎一两半，铅丹一两半，桂枝一两半（去皮），茯苓一两半，大黄二两。

君药：柴胡、黄芩和解少阳之邪，大黄泻陷里之热邪。

臣药：龙骨、牡蛎、铅丹重镇安神。

佐药：桂枝、茯苓通阳化气以利小便，大黄配茯苓可使内热从二便分消；半夏、生姜和胃降逆；人参、大枣益气扶正。诸药配伍，邪热得清，心神得宁，小便得利，正气得补，诸症则愈。

本方为小柴胡汤去甘草，加龙骨、牡蛎、铅丹、大黄、桂枝、茯苓组成。邪在少阳，当以小柴胡汤和之，误下后，邪热内陷，伤及正气。胸满未解，为邪仍在少阳；邪热内陷，内扰心神则烦惊谵语；下后膀胱气化不利则小便不利；下后正气亏虚则一身尽重、不可转侧。治宜和解少阳，镇惊安神，通阳化气，补益正气。

四、使用方法

柴胡、黄芩、龙骨、生姜、铅丹、人参、桂枝（去皮）、茯苓、半夏、大黄、牡蛎、大枣六枚（擘），十二味，以水八升，煮取四升，纳大黄，切如棋子，更煮一两沸,去滓,温服一升。

五、方歌

> 参芩龙牡桂丹铅,苓夏柴黄姜枣全,
>
> 枣六余皆一两半,大黄二两后同煎。(《长沙方歌括》)

第二节　经方集注

伤寒八九日,下之,胸满烦惊,小便不利,谵语,一身尽重,不可转侧者,柴胡加龙骨牡蛎汤主之。(107)

此证为伤寒误治,正气受损,邪气弥漫三阳。少阳经气不利,胆火内扰,则见胸满而烦;胆气被伤,则惊恐不安;胃热上扰心神,可见谵语;三焦失畅,则见小便不利;三阳经气不利,则见一身尽重;邪在少阳为重,故见不可转侧。刘渡舟认为此方证的主证当以"胸满烦惊"为要点,尤其应突出"惊"的症状。因为"惊是和胆气分不开的,胆有病就要惊,肝有病就好怒",而胸满亦是少阳证的主证之一,因此"胸满烦惊"可作为此证的辨证要点。

此证虽为邪入三阳,而以少阳病为主,尤其以心胆不宁之精神症状较为突出,因此治当从少阳和解泻热,镇惊安神,故以小柴胡汤为主方。柴胡加龙骨牡蛎汤由小柴胡汤去甘草,加桂枝、茯苓、大黄、龙骨、牡蛎、铅丹而成。邪入少阳,故以小柴胡汤和解枢机,畅利三焦,扶正祛邪;加桂枝、茯苓可助太阳气化之功,助三焦通利;大黄泻阳明胃热;龙骨、牡蛎、铅丹重镇以安神定惊。方中铅丹有毒,原方剂量为一两半,折算成现在的剂量即为一钱半。刘渡舟认为用一钱即可,最多用一钱五,不可多用,亦不可久服。后世用此方时,常以生铁落或琥珀粉代替。

本方证实为太阳、少阳并病,过经不解,又与阳明合病,胆胃不和,呈现出邪气弥漫、表里俱病、虚实互见的复杂局面。治拟攻补兼施，以和为主，照应各端。张仲景立方的基础正在于此。柴胡加龙骨牡蛎汤系和解少阳、彻表通里、清热镇惊之剂。

成无己

与柴胡汤以除胸满而烦，加龙骨、牡蛎、铅丹，收敛神气而镇惊；加茯苓以行津液，利小便；加大黄以逐胃热，止谵语；加桂枝以行阳气而解身重。错杂之邪，斯悉愈矣。（《注解伤寒论》）

柯 琴

此方取柴胡汤之半，以降胸满心烦之半里。加铅丹、龙、牡，以镇心惊，茯苓以利小便，大黄以止谵语。桂枝者，甘草之误也。身无热无表证，不得用桂枝。去甘草则不成和剂矣。心烦谵语而不去人参者，以惊故也。（《伤寒来苏集》）

徐大椿

此乃正气虚耗，邪已入里，而复外扰三阳，故现症错杂，药亦随症施治，真神化无方者也。此方能治肝胆之惊痰，以之治癫痫必效。（《伤寒论类方》）

汪 琥

是方也，表里齐走，补泻兼施，通涩并用，恐非仲景之旧，或系叔和采辑时有差错者。若临是症而用是药，吾不敢也。何也？倘谓胸满谵语是实证，则当用大黄者，不当用人参。倘谓惊烦、小便不利、身重是虚证，则当用人参、大枣、茯苓、龙骨等药者，不当用大黄。况龙骨、牡蛎、铅丹，皆系重坠收涩阴毒之品，恐非小便不利，身重者所宜。《尚论篇》称此方有安内攘外、补天浴日之功，余实愚蒙，不敢信以为是也。（《伤寒论辨证广注》）

尤在泾

伤寒下后，其邪有并归一处者，如结胸下利诸候是也；有散漫一身者，如此条所云诸证是也。胸满者，邪痹于上；小便不利者，邪痹于下；烦惊者，邪动于心；谵语者，邪结于胃，此病之在里者也……夫合表里上下而为病者，必兼阴阳合散以为治。方用柴胡、桂枝以解其外而除身重，龙、蛎、铅丹以镇其内而止烦惊，大黄以和胃气，止谵语，茯苓以泄膀胱，利小便，人参、姜、枣益

气养营卫,以为驱除邪气之本也。如是表里虚实,泛应曲当,而错杂之邪,庶几尽解耳。(《伤寒贯珠集》)

尾台榕堂

治狂证,胸腹动甚,惊懼避人,兀坐独语,昼夜不眠,或多猜疑,或欲自死,不安床者。治痫证,时时寒热交作,郁郁悲愁,多梦少寐,或恶接人,或屏居暗室,殆如劳瘵者。狂、痫二证,亦当以胸胁苦满、上逆、胸腹动悸等为目的。癫痫,居常胸满上逆,胸腹有动,每月及二三发者,常服此方不懈,则无屡发之患。(《类聚方广义》)

第三节　类方简析

柴胡剂在临床中的运用广泛,加减非常灵活,柴胡加龙骨牡蛎汤的类方有小柴胡汤、柴胡桂枝汤、柴胡桂枝干姜汤、大柴胡汤、柴胡加芒硝汤、四逆散等,下面对这些类方进行逐一分析。

一、小柴胡汤

《伤寒论》原文:

少阳之为病,口苦、咽干、目眩也。(263)

伤寒五六日中风,往来寒热,胸胁苦满,嘿嘿不欲饮食,心烦喜呕,或胸中烦而不呕,或渴,或腹中痛,或胁下痞鞕,或心下悸,小便不利,或不渴,身有微热,或欬者,小柴胡汤主之。(96)

血弱气尽,腠理开,邪气因入,与正气相抟,结于胁下,正邪分争,寒热往来,休作有时,嘿嘿不欲饮食,藏府相连,其痛必下,邪高痛下,故使呕也,小柴胡汤主之。(97)

伤寒五六日,头汗出,微恶寒,手足冷,心下满,口不欲食,大便鞕,脉细者,此为阳微结,必有表,复有里也,脉沉亦在里也。汗出为阳微,假令纯阴结,不得复有外证,悉入在里,此为半在里半在外也。脉虽沉紧,不得为少阴病。所以然者,阴不得有汗,今头汗出,故知非少阴也,可与小柴胡汤。设不了了者,得屎而解。(148)

以上四条是典型的少阳病小柴胡汤证的临床表现及病机,其中第 263 条是少阳病的提纲证,凡是少阳病都具有口苦、咽干、目眩三个症状。第 96 条是小柴胡汤的主证和或然证,后人将其中的"往来寒热""胸胁苦满""嘿嘿不欲饮食""心烦喜呕"四个典型症状加上提纲证"口苦""咽干""目眩",称为"柴胡七证"。第 97 条是在第 96 条的基础上,对小柴胡汤证的病机进行阐述,从病理角度解释了上述症状的发生原因。第 148 条通过与"纯阴结"症状进行对比,得出小柴胡汤方证的病机是"阳微结"。

1. 以少阳证为主的外感病

（1）兼太阳病证

本太阳病不解,转入少阳者,胁下鞕满,干呕不能食,往来寒热,尚未吐下,脉沉紧者,与小柴胡汤。(266)

此条文为太阳与少阳并病,即太阳经受邪未罢,少阳经证又起。但由于患者表现胁下鞕满、干呕不能食、往来寒热等少阳见证比较明显,脉象也出现沉位,可见病变偏于少阳,因此用小柴胡汤进行治疗。

（2）兼阳明病证

阳明病,发潮热,大便溏,小便自可,胸胁满不去者,与小柴胡汤。(229)

阳明病,胁下鞕满,不大便而呕,舌上白胎者,可与小柴胡汤。上焦得通,津液得下,胃气因和,身濈然汗出而解。(230)

阳明中风,脉弦浮大而短气,腹部满,胁下及心痛,久按之气不通,鼻干不得汗,嗜卧,一身及目悉黄,小便难,有潮热,时时哕,耳前后肿,刺之小差,外不解,病过十日,脉续浮者,与小柴胡汤。(231)

以上三条,除了兼有阳明病的症状之外,都具有诸如胸胁鞕满、欲呕等少阳病的典型症状,因此用小柴胡汤进行治疗。

2. 三阳合病

伤寒四五日,身热恶风,颈项强,胁下满,手足温而渴者,小柴胡汤主之。(99)

本条所述为三阳合病,其中身热恶风、颈项强为太阳病见证,手足温、口渴为阳明经见证,胁下满见于少阳病。由于少阳为一身之枢机,因此可以通过和解少阳来调治三阳之病。

3. **兼其他症状**

太阳病,十日以去,脉浮细而嗜卧者,外已解也。设胸满胁痛者,与小柴胡汤。(37)

伤寒五六日,呕而发热者,柴胡汤证具,而以他药下之,柴胡证仍在者,复与柴胡汤。此虽已下之,不为逆,必蒸蒸而振,却发热汗出而解。(149)

伤寒差以后,更发热,小柴胡汤主之。(394)

伤寒中风,有柴胡证,但见一证便是,不必悉具。凡柴胡汤病证而下之,若柴胡汤证不罢者,复与柴胡汤,必蒸蒸而振,却复发热汗出而解。(101)

第37条和第149条均说明在外感伤寒病中,只要具有胸胁苦满、呕吐等症状就可以考虑应用小柴胡汤进行治疗。第394条是指小柴胡汤还可以作为伤寒瘥后调理之用。第101条是对上述诸条的概括:在伤寒病中,但见"一证",不必悉具,就可以应用小柴胡汤。同时本条还提示,不论疾病误治之后发生怎样的变化,只要还具备小柴胡汤方证,就可以继续用小柴胡汤进行治疗。

4. **热入血室**

妇人中风,七八日续得寒热,发作有时,经水适断者,此为热入血室,其血必结,故使如疟状,发作有时,小柴胡汤主之。(144)

热入血室一般是指妇女月经期间感受外邪,邪热乘虚侵入血室,与血相搏,表现为寒热往来如疟状,夜间出现独语、如见鬼状等神志异常的疾病。小柴胡汤是治疗妇人热入血室证的效方。

5. **杂病证治**

《金匮要略·呕吐哕下利病脉证治第十七》:呕而发热者,小柴胡汤主之。

《金匮要略·黄疸病脉证并治第十五》:诸黄,腹痛而呕者,宜柴胡汤。

《金匮要略·妇人产后病脉证治第二十一》:产妇郁冒,其脉微弱……大便坚,呕不能食,小柴胡汤主之。

以上三个条文分别论述了小柴胡汤治疗呕吐、发热及产妇郁冒等杂病的情况,可见小柴胡汤治疗的杂病均有"呕"的症状,因此"呕"可能是小柴胡汤方证中的一个重要因素。同时上述条文也进一步证实了《伤寒论》方可以治疗杂病。

组成: 柴胡半斤,黄芩三两,人参三两,半夏(擘)半升,甘草(炙)三两,生姜(切)三两,大枣(擘)十二枚。

用法: 上药七味,以水一斗二升,煮取六升,去滓,再煎取三升,分二次温服,日三服。

功用: 和解少阳。

主治: 治伤寒少阳证。往来寒热,胸胁苦满,嘿嘿不欲饮食,心烦喜呕,口苦,咽干,目眩;妇人伤寒,热入血室;疟疾、黄疸与内伤杂病而见少阳证者。

证治机制: 正气不足,邪气入侵,客于少阳,可以出现以下情况:外邪留恋于半表半里之间,则出现往来寒热的症状;肝经郁滞,其循行部位就会出现出现胸满、胁痛的症状;肝火上扰,表现为口苦咽干,头目眩晕的症状;胆火犯胃,胃失和降,则不欲饮食,欲呕或吐;火热内盛,扰于心神,则见心烦,下达肠腑,则便干溲黄;少阳枢机不利,水液输布障碍,二便不利;正气本虚,因此神疲乏力。邪气若入血室,与血相搏,就会出现经水失调、情志异常的症状。

方解: 小柴胡汤是《伤寒杂病论》中小柴胡类方的基础方,由柴胡、黄芩、半夏、人参、甘草、生姜、大枣等七味药物组成。将小柴胡汤现代医案中的常用药物进行聚类研究分析,结果显示人参、甘草是一大类,柴胡、黄芩、半夏为一大类,生姜、大枣是一大类。其中柴胡、黄芩又自成一小类。结合上述对药物的研究分析,可以得出小柴胡汤的方义:柴胡、黄芩相伍,具有和解少阳、疏利肝气之功,作为本方的主药。半夏交通阴阳,和胃降逆,既可助柴胡、黄芩和解，又可疗胃逆呕吐；人参、甘草均具补益之性，可以扶助正气，所谓扶正即可以祛邪，三味药物共为臣药。生姜、大枣益脾和胃，调和营卫，共为佐使药。全方配伍严谨，突出"和解"之意，祛邪不伤正，扶正不碍祛邪，是治疗少阳病的代表方剂。

方歌：柴胡八两少阳凭，枣十二枚夏半升，

三两姜参芩与草，去滓重煮有奇能。（《长沙方歌括》）

二、柴胡桂枝汤

《伤寒论》原文：

伤寒六七日，发热，微恶寒，支节烦疼，微呕，心下支结，外证未去者，柴胡桂枝汤主之。(146)

此条文阐述了少阳兼太阳表证的证治。"发热""恶寒""支节烦疼"是典型的太阳表证，"微呕""心下支结"为少阳病的表现，"外证未去"更进一步强调了表证仍在，因此据证判断为太阳、少阳合病。治疗方法是在小柴胡汤的基础上加入桂枝、白芍，构成小柴胡汤和桂枝汤合方的模式，具有两解太阳与少阳病邪的作用。

组成：柴胡（切）四两，桂枝一两半，生姜一两半，人参一两半，黄芩一两半，芍药（洗）一两半，大枣六枚，半夏二合半，甘草一两。

用法：以水七升，煮取三升，去滓，温服一升，日二服。

功用：和解散寒，生津敛阴。

主治：伤寒少阳证，往来寒热，寒重热轻，胸胁满微结，小便不利，渴而不呕，但头汗出，心烦；牝疟寒多热少，或但寒不热。

证治机制：邪气郁于少阳，肝胆经气郁滞，同时有较明显的外感表邪或里虚不足。

方解：柴胡桂枝汤由柴胡、黄芩、人参、半夏、生姜、大枣、甘草、芍药、桂枝等九味药物组成。将柴胡桂枝汤现代医案中的常用药物进行聚类分析，其中柴胡、黄芩、桂枝、半夏作为主药，具有两解少阳、太阳之邪的作用，为一类；人参、甘草、芍药等补益药物被聚为一类；生姜、大枣调和营卫是一类。

从上面分析可见,柴胡桂枝汤看似是小柴胡汤与桂枝汤的组合,其治疗的也是太阳、少阳合病,但所加的桂枝和芍药两味药物在方中的作用、地位并不相同:桂枝作为君药,散在表之邪;芍药与人参、甘草一样,作为臣药,具有补益之功;同时与桂枝相合,调和营卫,以助疏散表邪。

方歌:小柴原方取半煎,桂枝汤入复方全。

阳中太少相因病,偏重柴胡作仔肩。

三、柴胡桂枝干姜汤

《**伤寒论**》原文:

伤寒五六日,已发汗而复下之,胸胁满微结,小便不利,渴而不呕,但头汗出,往来寒热心烦者,此为未解也,柴胡桂枝干姜汤主之。(147)

《**金匮要略**》附方:柴胡桂姜汤,治疟寒多微有热,或但寒不热。服一剂如神。柴胡桂枝干姜汤用于治疗伤寒误汗、误下后,阳气内陷,阴津受损不能上达咽部,三焦不畅,饮停于中的证候。也有医家根据其组方推测病机,将本方应用于少阳病兼太阳表证及中焦虚寒者。

组成:柴胡半斤,桂枝三两,干姜二两,栝楼根四两,黄芩三两,牡蛎二两(熬),甘草二两(炙)。

用法:以水一斗二升,煮取六升,去滓,再煎取三升,温服一升,日三服,初服微烦,复服汗出便愈。

功用:和解散寒,生津敛阴。

主治:主伤寒少阳证,往来寒热,寒重热轻,胸胁满微结,小便不利,渴而不呕,但头汗出,心烦;牡疟寒多热少,或但寒不热。

证治机制:通过对柴胡桂枝干姜汤现代医案常见症状进行因子分析,根据其公因子所反映的病机情况,结合传统中医理论,得出柴胡桂枝干姜汤方证病机:邪气郁于少阳,肝胆经气郁滞,同时中焦虚寒,脾虚湿盛。

方解:柴胡桂枝干姜汤由柴胡、黄芩、桂枝、干姜、栝楼根、牡蛎、甘草等七味药物组成。将柴胡桂枝干姜汤现代医案中的常用药物进行聚类分析,结果显示柴胡、桂枝、干姜、黄芩、甘草为一大类,牡蛎和栝楼根聚为一大类。

其中柴胡、桂枝、干姜又为一小类。柴胡桂枝干姜汤的方义：柴胡、黄芩合用和解少阳；桂枝、干姜温通阳气以健脾阳，兼化饮邪；牡蛎、栝楼根配伍，散结生津；甘草与干姜相伍，辛甘化阳，增强其温化之力，同时还可以调和诸药。全方基本上是按照小柴胡汤加减法的思想组织，是一个寒温并用的代表方剂。

主证：适用柴胡桂枝干姜汤、在现代医案中出现频次较多的单个症状有：口苦、咽干、腹痛、纳差、腹胀胁痛、胸满、寒热往来、下利、心烦等。舌象出现较多的有红舌、淡舌、白苔、黄苔及薄苔等；脉象出现较多的有弦脉、细脉、沉脉等。

柴胡桂枝干姜汤的主证即是在小柴胡汤主证的基础上，加上诸如纳差、腹胀、腹泻等消化系统症状构成。

方歌：八柴二草蛎干姜，芩桂宜三瓜四尝，

　　　　不呕渴烦头汗出，少阳枢病要精详。

四、大柴胡汤

《伤寒论》原文：

太阳病，过经十余日，反二三下之，后四五日，柴胡证仍在者，先予小柴胡。呕不止，心下急，郁郁微烦者，为未解也，与大柴胡汤，下之则愈。（103）

伤寒十余日，热结在里，复往来寒热者，与大柴胡汤。(136)

伤寒发热，汗出不解，心中痞鞕，呕吐而下利者，大柴胡汤主之。(165)

《金匮要略·腹满寒疝宿食病》：按之心下满痛者，此为实也，当下之，宜大柴胡汤。

大柴胡汤证是在少阳病的基础上，出现阳明里实热证。患者常见胃热犯呕、心下满痛的症状，属于少阳、阳明合病，因此应用大柴胡汤两解少阳、阳明进行治疗。

组成：柴胡八两，枳实四枚（炙），生姜五两（切），黄芩三两，芍药三两，半夏半升（洗），大枣十二枚（擘）。（一方有大黄6g）

用法：上七味，用水一斗二升，煮取六升，去滓再煎，温服一升，日三服。

功用：和解少阳，内泻热结。

主治：主少阳、阳明合病，往来寒热，胸胁苦满，呕不止，郁郁微烦，心下痞鞭或满痛，大便秘结，或胁热下利，舌苔黄，脉弦有力者。现用本方加减治疗急性胰腺炎、急性胆囊炎、胆石症等见有上述证候者。

方解：方中柴胡、黄芩和解少阳；枳实、大黄内泻热结，芍药助柴胡、黄芩清肝胆之热，合枳实、大黄治腹中实痛；半夏和胃降浊以止呕逆，生姜、大枣既助半夏和胃止呕，又能调营卫而和诸药。诸药合用，共奏和解少阳、内泻热结之功。

病机：邪气郁于少阳，肝胆经气郁滞，同时内热炽盛，阳明腑实；或伴有湿热内蕴，发为黄疸。

主证：适用大柴胡汤、在现代医案中出现频次较多的单个症状有：便干、口苦、寒热往来、吐、腹痛、纳差、欲呕、小便黄、黄疸、咽干、胁痛、胸满等；舌象出现较多的有红舌、黄苔及腻苔等；脉象出现较多的有弦脉、数脉、滑脉等。参考《伤寒杂病论》原文，可以认为大柴胡汤的主证为便干、欲呕或吐，腹痛、身黄、舌红等症状同时兼有小柴胡汤的一些症状，而其中便干、舌红作为主要症状对判断大柴胡汤方证意义重大。

胡希恕先生认为大柴胡汤方证为少阳阳明腑证合病，而判断阳明腑实的主证就是便干（或者表现为热结旁流）。此说颇合临床实际，可供参考。

方歌：八柴四枳五生姜，芩芍三分二大黄，

兰夏半升十二枣，少阳实证下之良。

五、柴胡加芒硝汤

《伤寒论》原文：

伤寒十三日不解，胸胁满而呕，日晡所发潮热，已而微利，此本柴胡证，下之以不得利，今反利者，知医以丸药下之，此非其治也。潮热者，实也，先宜服小柴胡汤以解外，后以柴胡加芒消汤主之。(104)

方义：以方测证，患者虽然有下利的症状，但是热邪尚存于内，因此用柴胡加芒硝汤两解少阳、阳明。由于机体正气不固，所以人参、甘草以补中，另

外加芒硝缓下热邪。

组成：柴胡二两十六铢,黄芩一两,人参一两,甘草一两(炙),生姜一两(切),半夏二十铢,大枣四枚,芒硝二两(擘)。

用法：上药除芒硝外,以水四升,煮取二升,去滓,内芒硝,更煮微沸,分二次温服,不解更作。

功用：和解少阳,润燥散结。

主治：主伤寒少阳证未解,阳明燥结,胸胁满而呕;日晡潮热者。

方解：在《伤寒论》原文中,对于少阳阳明合病腑实较甚、正气尚足的患者可以应用大柴胡汤进行治疗,而腑实较轻或正气不足的患者要用柴胡加芒硝汤。现在临床上大部分患者特别是急腹症患者,均存在有电解质紊乱等正虚表现,因此一般将两方合用,既用党参、甘草等扶正之品,也用大黄、芒硝协力攻积,这种变通应用大柴胡汤的方式,还考虑到了正气不足的病机。

考《伤寒论》第147条原文,柴胡桂枝干姜汤主证中有口渴和小便不利的症状,注家一般将其解释为少阳枢机不利,水饮内结。现代伤寒名家陈慎吾先生提出本方可用于少阳病欲转阴之时;刘渡舟教授应用该方治疗有腹泻症状的慢性肝炎,取得了较好的疗效;胡希恕先生更是指出本方适用于少阳、太阴合病。遵循其理论,运用本方治疗少阳太阴合病,患者表现为寒热错杂证候的很多疾病,均取得一定效果。这也证明了本方的病机表述为邪郁少阳、中焦虚寒、脾虚湿盛具有一定的实践意义。

方歌：小柴分两照原方,二两芒硝后入良,

　　　　误下热来日晡所,补兼荡涤有奇长。

六、其他

1.四逆散

组成：柴胡十分,甘草十分,芍药十分,枳实十分。

应用：本方是解痉止痛升压剂,且能缓解心理压力所导致的身体症状。适用于以往来寒热、胸胁苦满、四肢冷、腹痛为特征的疾病,如低血压、抑郁

症、更年期综合征以及消化道疾病、泌尿系结石、月经不调等,用本方加味多有效。四肢发冷是四逆散的治疗特征,四逆本是指四肢发冷。四逆散所治疗的这类疾病多半平时无大病,但一到秋冬天凉,人未觉冷,而两手已先凉,或一旦紧张和疼痛都会出现四肢凉、手心汗多的表现。这即是典型的柴胡体质。四逆散大多有比较明显的腹证,即上腹部及两胁腹肌比较紧张,按之较硬。日本古代医家和田东郭也认为"其腹形专结于心下及两胁下,其凝及于胸中,而两胁亦甚拘急"。

2. 小柴胡汤常合方应用

小柴胡汤合小陷胸汤,名柴陷汤,治疗咳嗽痰黏,伴胸胁苦满及心下压痛者,多用于呼吸道感染并消化道炎症者。

小柴胡汤合半夏厚朴汤,名柴朴汤,治疗胸闷胁痛,咽喉、食管异物感,精神不安定、食欲不振、恶心呕吐、苔白腻者,多用于支气管炎、哮喘及神经症患者。

小柴胡汤合五苓散,名柴苓汤,治疗小柴胡汤证伴见尿量减少、水肿口渴者,多用于肿瘤放射治疗(放疗)、化学治疗(化疗)后,肾炎、急性胃肠炎、伤暑患者。

小柴胡汤合平胃散、柴平煎,治疗小柴胡汤证见腹满、苔白腻者。

古今医案中应用小柴胡类方时常会进行药物加味,其目的可以归纳为增强疗效和扩大主治范围两个方面。

小柴胡类方应用范围较广,可以治疗临床各科多种疾病:小柴胡汤主治外感病、咳嗽、胃脘痛、头晕、头痛、妇科等疾病;大柴胡汤在急腹症、黄疸、胆胀等疾病的治疗上应用机会较多;柴胡桂枝汤较多用于治疗身体疼痛、自汗、肩背痛及癫痫、小儿抽搐等疾病;柴胡桂枝干姜汤临床上更多地用于治疗少阳病证基础上出现腹胀、泄泻症状,如慢性肠炎、肝炎等消化系统疾病;柴胡加龙骨牡蛎汤多用于治疗癫狂、抑郁症、焦虑症、失眠、更年期综合征等多种神经精神疾病。

小柴胡汤的主证大体包括:口苦、咽干、目眩,往来寒热,胸满、胁痛。只要具备一项或一项以上主证者,就可以应用小柴胡汤;大柴胡汤的主证是在小柴胡汤主证的基础上加上便干、舌红症状;柴胡桂枝汤主证是在小柴胡汤主证基础上加上体痛、自汗等症状;柴胡桂枝干姜汤主证是在小柴胡汤主证基础上加上腹泻、腹胀等症状;柴胡加龙骨牡蛎汤主证是在小柴胡汤主证基础上加上心悸、失眠、烦躁、抑郁、焦虑等症状。

少阳病乃至六经合病的实质很宽泛,是一个包含脏腑、经络、气化、病机、病位、八纲、症候群等内容,可以从不同角度、不同层次认识的综合概念。

近代有名医岳美中先生用小柴胡汤治愈每日正午全身无力的小儿《岳美中医案集》,日本有报道用柴胡桂枝汤治疗癫痫,都是以"往来"与"休作有时"为辨证依据的。所以临床上具有发病呈周期性或时发时止特征的疾病,经常使用柴胡类方。以下的患者容易出现柴胡证,使用柴胡类方也比较有效。其特征如下:外观体形中等或偏瘦,面色微暗黄或青黄色、缺乏光泽。肌肉比较坚紧,舌质不淡胖、舌苔正常或偏干,脉象多弦细。主诉以自觉症状为多,对气温变化的反应敏感,或时寒时热,情绪的波动较大,食欲易受情绪的影响,胸胁部时有气塞满闷感、或有触痛,四肢常冷。女性月经周期不齐,经前多见胸闷乳房胀痛结块,烦躁,腹痛腰酸,经血黯或有血块。本人将此类患者称为"柴胡体质"。柴胡用于治疗病毒性感冒发热以及类风湿性关节炎,用量在20g以上方有效。

第二章　临床药学基础

第一节　主要药物的功效与主治

一、柴胡

性味归经：苦,凉。入肝、胆经。

功能主治：和解表里,疏肝升阳。治寒热往来,胸满胁痛,口苦耳聋,头痛目眩,疟疾,下利脱肛,月经不调,子宫下垂。

用法用量：煎汤内服,0.8~1.5钱;或入丸、散。

注意：真阴亏损、肝阳上升者忌服。

应用与探讨：柴胡是解表药中的发散风热药。功效为解表,退热,疏肝解郁,升举阳气。退热效果佳,有良好的疏肝解郁之作用,又为疏肝诸药之向导,是治疗肝气郁结之要药,具有轻清升散、疏泄的特点,既能升举阳气,又能透表退热、疏肝解郁。因此,在临床上既可用于实症,又可用于虚症。由配伍不同而发挥其不同的功效,如配羌活、葛根,则解表发汗;配黄芩、青蒿,则泻热透表;配草果、常山,则截疟退热;配香附、郁金,则疏肝解郁;配党参、升麻等,则升举阳气。本汤证中柴胡的作用为疏肝解郁、退热、解表、升阳。现代药理研究显示,柴胡有解热、抗炎、增强免疫功能、抗肝损伤、抗辐射损伤的作用。龙骨为古代多种哺乳动物(包括象、马、犀牛、羚羊等)的骨骼化石。味甘、性平。入心、肝、肾经。功效为重镇安神,平降肝阳,收敛固涩,外用生肌敛疮。是安神药中的重镇安神药,长于收敛固涩,临床上常与牡蛎配伍。本汤证中主要取其安神、平肝作用,大多生用,其安神机制主要源于其收敛平肝之功,失眠之症,为阳不入阴,龙骨能潜敛浮阳,而达安神之功。现代研究显示,龙骨有镇静、催眠、抗惊厥作用。

文献摘要:

(1)《神农本草经》:主心腹肠胃中结气,饮食积聚,寒热邪气,推陈致新。

(2)《名医别录》:除伤寒,心下烦热,诸痰热结实,胸中邪逆,五藏间游气,大肠停积水胀,及湿痹拘挛。亦可作浴汤。

(3)《药性论》:治热劳骨节烦疼,热气,肩背疼痛,宣畅血气,劳乏羸瘦;主下气消食,主时疾内外热不解,单煮服。

(4)《千金方》:苗汁治耳聋,灌耳中。

(5)《日华子本草》:补五劳七伤,除烦止惊,益气力,消痰止嗽,润心肺,填精补髓,天行温疾,热狂乏绝,胸胁气满,健忘。

(6)《珍珠囊》:去往来寒热,胆痹,非柴胡梢子不能除。

(7)《医学启源》:除虚劳烦热,解散肌热,去早晨潮热。

(8)《滇南本草》:伤寒发汗解表要药,退六经邪热往来,痹痿,除肝家邪热、痨热,行肝经逆结之气,止左胁肝气疼痛,治妇人血热烧经,能调月经。发汗用嫩蕊,治虚热、调经用根。

(9)《本草纲目》:治阳气下陷,平肝、胆、三焦、包络相火,及头痛、眩晕,目昏、赤痛障翳,耳聋鸣,诸疟,及肥气寒热,妇人热入血室,经水不调,小儿痘疹余热,五疳羸热。

二、黄芩

性味归经:苦,寒。入心、肺、胆、大肠经。

功能主治:泻实火,除湿热,止血,安胎。治壮热烦渴,肺热咳嗽,湿热泻痢,黄疸,热淋,吐、衄、崩、漏,目赤肿痛,胎动不安,痈肿疔疮。

用法用量:煎汤内服,1~3钱;或入丸、散。外用:煎水洗或研末撒。

注意:

①《药对》:山茱萸、龙骨为之使。恶葱实。畏丹砂、牡丹、藜芦。②《本

草经疏》:脾肺虚热者忌之。凡中寒作泄,中寒腹痛,肝肾虚而少腹痛,血虚腹痛,脾虚泄泻,肾虚溏泻,脾虚水肿,血枯经闭,气虚小水不利,肺受寒邪喘咳,及血虚胎不安,阴虚淋露,法并禁用。

应用与探讨:黄芩是清热药中的清热燥湿药。功效为清热燥湿,泻火解毒,安胎,能泻上焦肺火,清肠中湿热。配柴胡,则清透解热;配白芍,则清热而除痛;配黄连,则清热祛火而燥湿;配桑白皮,则祛肺火;配白术,则清热补脾而安胎。本方证中,主要配柴胡以清热。

现代药理研究显示,其作用主要有:抗菌,对多种细菌有抑制作用;抗真菌;抗病毒,对乙肝病毒 DNA 复制有抑制作用;抗炎抗变态反应,对中枢神经系统主要表现为解热作用,对心血管有降血压作用,抗血小板聚集及抗凝,降血脂,保肝利胆,抗氧化,抗癌,利尿。

配伍应用:

(1)干姜黄芩黄连人参汤治"食入口即吐"。

黄芩主治烦热而出血者,兼治热利、热痞、热痹等。

李时珍 20 岁时患咳嗽,"骨蒸发热,身如火燎,每日吐痰碗许,暑月烦渴,寝食俱废",后其父亲嘱用黄芩一两、水二盅煎一盅,顿服,翌日身热尽退而痰嗽皆愈。黄芩证的烦热为手足心烦热、胸中闷热。

黄芩本是止血良药。张仲景用黄芩、黄连、大黄治疗"吐血衄血",后世则用单味黄芩治疗出血。《伤寒总病论》黄芩汤,治鼻衄、吐血、下血及妇人下血不止。《瑞竹堂经验方》芩心丸治妇人 49 岁以后天癸却行或过多不止。黄芩所主的出血,除有烦热外,尚多血块。以著者经验,黄芩所主的出血,有吐血、衄血、崩漏、便血,蛛网膜下腔出血、脑外伤导致的颅内出血,血小板减少性紫癜等,适用面较宽。不过,其血色多暗红,质黏稠或有血块,应是黄芩证的特点。

(2)黄芩所治的下利,以热利为主。许多急慢性的肠道感染及消化道炎症多见此证。对此,黄芩是首选之药。

(3)黄芩黄连葛根甘草汤用于脉促而利不止,黄芩黄连阿胶白芍用于腹痛而便血。著者经验,凡适用于黄芩者,其人必肌肉坚紧,面红唇深红,舌质坚老,脉象滑数。如女必见月经色暗红黏稠,并有血块,可以鉴别。

(4)黄芩汤:黄芩9g,芍药6g,甘草6g,大枣12枚。以腹痛、大便黏液脓血为特征的疾病,如痢疾、溃结、直肠炎等。也可用于治疗痛经而伴有月经量多、色暗红而有血块者。对腹痛如绞、舌质红者,最为有效。但黄芩、芍药的用量亦大,黄芩可达20g,芍药可达30g以上。

文献摘要:

(1)《神农本草经》:主诸热黄疸,肠澼,泄利,逐水,下血闭,(治)恶疮,疽蚀,火疡。

(2)《名医别录》:疗痰热,胃中热,小腹绞痛,消谷,利小肠,女子血闭,淋露下血,小儿腹痛。

(3)陶弘景:治奔豚,脐下热痛。

(4)《药性论》:能治热毒,骨蒸,寒热往来,肠胃不利,破壅气,治五淋,令人宣畅,去关节烦闷,解热渴,治热腹中疠痛,心腹坚胀。

(5)《日华子本草》:下气,主天行热疾,疗疮,排脓。治乳痈,发背。

(6)《珍珠囊》:除阳有余,凉心去热,通寒格。

(7)《滇南本草》:上行泻肺火,下行泻膀胱火,(治)男子五淋,女子暴崩,调经清热,胎有火热不安,清胎热,除六经实火实热。

(8)《本草纲目》:治风热湿热头疼,奔豚热痛,火咳,肺痿喉腥,诸失血。

(9)《本草正》:枯者清上焦之火,消痰利气,定喘嗽,止失血,退往来寒热,风热湿热,头痛,解瘟疫,清咽,疗肺痿肺痈,乳痈发背,尤祛肌表之热,故治斑疹、鼠瘘,疮疡、赤眼;实者凉下焦之热,能除赤痢,热蓄膀胱,五淋涩痛,大肠闭结,便血、漏血。

(10)《科学的民间药草》:外洗创口,有防腐作用。

三、生姜

性味归经:辛,温。入肺、胃、脾经。

功能主治:发表散寒,止呕开痰。治感冒风寒,呕吐,痰饮,喘咳,胀满,泄泻;解半夏、天南星及鱼蟹、鸟兽肉毒。

用法用量:煎汤内服,1~3钱;或捣汁。外用:捣敷,擦患处或炒热熨。

注意:阴虚内热者忌服。

应用与探讨:生姜是解表药中的发散风寒药。功效为发汗解表、温中,止呕解毒。可用于治疗感冒轻症,为止呕要药,治疗胃寒呕吐,配伍半夏、黄连等,可治胃热呕吐。本汤证中,主要配半夏以止呕恶,且制半夏之毒。生姜既是食物又是药物,其现代医用价值主要有:抗氧化,抑制肿瘤;健脾胃;防暑,降温,提神;杀菌解毒,消肿止痛;防晕车,止呕恶;治疗偏头痛;解酒;防治头屑;除脚臭等。

生姜所主治的恶心呕吐,多伴有口内多稀涎,或吐出清水,患者口不干渴,甚至腹中有水声辘辘。生姜配大枣理虚和胃,一可增加食欲,以恢复体力,如桂枝汤类方必用姜枣;二可防苦药败胃。

生姜的用量,凡专用于呕吐者,量宜大,仲景常用五两至半斤;若用于健胃理虚,则常用三两。生姜偏于呕吐,干姜偏于腹泻。

文献摘要:

(1)《本草纲目》:食姜久,积热患目。凡病痔人多食兼酒,立发甚速。痈疮人多食则生恶肉。

(2)《本草经疏》:久服损阴伤目,阴虚内热,阴虚咳嗽吐血,表虚有热汗出,自汗盗汗,脏毒下血,因热呕恶,火热腹痛,法韭忌之。

(3)《随息居饮食谱》:内热阴虚,目赤喉患,血证疮痛,呕泻有火,暑热时症,热哮大喘,胎产痧胀及时病后、痧痘后均忌之。

四、人参

性味归经:甘微苦,温。入脾、肺、心经。

功能主治:大补元气,固脱生津,安神。治劳伤虚损,食少,倦怠,反胃吐食,大便滑泄,虚咳喘促,自汗暴脱,惊悸,健忘,眩晕头痛,阳痿,尿频,消渴,妇女崩漏,小儿慢惊,及久虚不复,一切气血津液不足之证。

用法用量:内服:煎汤,0.5~3钱,大剂0.3~1两;亦可熬膏,或入丸、散。

注意:实证、热证忌服。

应用与探讨：人参是补虚药中的补气药。功效为大补元气，补肺益脾，生津安神。既可用于久病气虚，又能用于急救虚脱，为补虚扶正的要药。补气作用较强，一般不用于实症。考仲景时期的人参，为上党参，今已绝种，现代医家多用党参代之。党参性味归经与人参同。除大补元气外，其他功效与人参类似，既可补脾胃而益肺气，又能益气以补血，主要用于脾胃虚弱及气血两亏等证，又可用于虚实相兼之证，如虚火外感，可与解表药同用；体虚里实，可与攻下药配伍，都是用以扶正祛邪。本方证中，正是取参之扶正祛邪作用。现代药理研究，其作用主要有：调整胃肠运动，抑制胃酸分泌，促进胃黏液分泌，增强胃黏膜的保护作用，增强机体免疫功能，增强造血功能，提高机体对有害刺激的抵抗能力，增强心肌收缩力，增加心输出量，抗休克，调节血压，抗血小板聚集，增强记忆力，镇静催眠、抗惊厥等。

根据古代应用人参的经验，使用人参的客观指征有以下三个方面：第一是脉象，由大变小，由浮转沉，由弦滑洪大转为微弱；第二是体形，逐渐消瘦，古人所谓的"虚羸"，就是对身体极度消瘦的一种描述。消瘦之人，其上腹部才变得扁平而硬，所谓"心下痞鞭"；第三是舌面，舌面多干燥，患者有渴感。有医者认为也适应舌苔多见光剥，舌体多瘦小而红嫩。面色萎黄或苍白，并无光泽，即为枯瘦。

文献摘要：

（1）《本草经集注》：茯苓为使。恶溲疏。反藜芦。

（2）《药对》：畏五灵脂。恶皂荚、黑豆。动紫石英。

（3）《药性论》：马蔺为使，恶卤咸。

（4）《医学入门》：阴虚火嗽吐血者慎用。

（5）《月池人参传》：忌铁器。

（6）《药品化义》：若脾胃热实，肺受火邪，喘嗽痰盛，失血初起，胸膈痛闷，噎膈便秘，有虫有积，皆不可用。

五、半夏

性味归经：辛，温；有毒。归脾、胃、肺经。

功能主治:燥湿化痰,降逆止呕,消痞散结。用于痰多咳喘,痰饮眩悸,风痰眩晕,痰厥头痛,呕吐反胃,胸脘痞闷,梅核气;生用外治痈肿痰核。姜半夏多用于降逆止呕。

用法用量:煎汤内服,1.5～3钱;或入丸、散。外用:研末调敷。

注意:一切血证及阴虚燥咳、津伤口渴者忌服。

应用与探讨:半夏是止咳化痰平喘药中的温化寒痰药。功效为燥湿化痰,消痞散结,降逆止呕。化痰力佳,为治各种痰症要药,降逆止呕良药。除适用于痰饮呕吐之外,与人参配伍尚可用于胃虚呕吐。生半夏有毒,多以生姜炮制。药理作用主要有:镇咳,抑制腺体分泌,镇吐,抗生育,抑制胰蛋白酶,抗癌,降压,凝血。清半夏抗室性心律失常。有半夏致畸胎的报道,孕妇慎用。

配伍应用:

(1)半夏麻黄:主治咳喘而呕者。方如半夏麻黄丸、小青龙汤、射干麻黄汤、厚朴麻黄汤、越婢加麻黄汤。如果患者有严重的口渴感,或者舌面干燥无津,虽然有呕吐,也不宜使用半夏。

(2)小半夏加茯苓汤:半夏20g,生姜24g,茯苓12g。以恶心呕吐为主诉的疾病,如神经性呕吐、肠粘连、幽门梗阻、十二指肠壅积症、妊娠呕吐、肿瘤化疗不良反应等。对于恶心呕吐水者,以及呕吐、心下悸、失眠多梦者,本方最为适宜。

(3)温胆汤(《三因极一病证方论》):半夏10～20g,茯苓20g,陈皮10g,甘草5g,枳实10g,竹茹10g,生姜10g,大枣12枚。以恶心呕吐、眩晕、心悸、失眠、易惊为特点的疾病,如内耳性眩晕症、偏头痛、高血压病、心脑血管疾病、神经症、恐惧症、心理创伤后应激障碍等。临床对有强烈精神刺激诱因,见失眠多梦且多噩梦者,本方最有效。如果面红、口苦者,可加黄连,名黄连温胆汤。心胆虚怯,触事易惊,四肢水肿,饮食无味,心悸烦闷,坐卧不安等,加酸枣仁、远志、五味子、地黄、人参,去竹茹,名十味温胆汤。

六、大枣

性味归经:甘,温。入脾、胃经。

功能主治:补脾和胃,益气生津,调营卫,解药毒。治胃虚食少,脾弱便溏,气血津液不足,营卫不和,心悸怔忡,妇人脏躁。

用法用量:煎汤内服,3~6钱;或捣烂作丸。外用:煎水洗或烧存性研末调敷。

注意:凡有湿痰、积滞、齿病、虫病者,均不相宜。

应用与探讨:大枣是补气药中的补虚药。功效为补脾胃,养营安神,缓和药性。食用的大枣性质平和,能培补脾胃,为调补脾胃的常用辅助药。常用作补血药物,治疗血虚之症;近年来临床上用大枣补血以止血,治疗过敏性紫癜,可单用亦可配合其他药物同用。药用价值如下:预防输血反应,降低血清谷丙转氨酶,保肝护肝,抗肿瘤,抗氧化,降血压,降胆固醇,抗过敏,提高免疫力,防治脑供血不足,防治心血管病,防治骨质疏松和贫血等。

大枣一般不配麻黄。治"咳逆上气,喉中水鸡声"的射干麻黄汤也仅仅用了七枚大枣。可见张仲景治疗胸闷气喘一般不用大枣,这恐怕与"甘能令人中满"有关。

大枣配甘草主治动悸、脏躁;配生姜主治呕吐、咳逆;配泻下药可保护胃气。大枣10枚,生姜5片(民间验方)。此方简便易得,是民间食疗方,可用于恶心、食欲不振而渴者。感冒、消化道疾病多用之。另外,本方有养胃的作用,凡服药后胃部不适者,可在药液中对入姜枣汤。

文献摘要:

(1)《医学入门》:心下痞,中满呕吐者忌之。多食动风,脾反受病。

(2)《本草经疏》:小儿疳病不宜食,患痰热者不宜食。

(3)《本草汇言》:胃痛气闭者,蛔结腹痛及一切诸虫为病者,咸忌之。

(4)《随息居饮食谱》:多食患胀泻热渴,最不益人。凡小儿、产后及温热、暑湿诸病前后,黄疸、肿胀并忌之。

七、桂枝

性味归经:桂枝味辛、甘,性温。入心、肺、膀胱经。

功能主治:桂枝是解表药中的发散风寒药。功效为发汗解表,温通经脉,通阳化气。本汤证中,主要取其通阳之功,温化痰饮解小便不利之症,常与茯苓配伍应用。现代药理研究证实桂枝有以下作用:作用于大脑感觉中枢,镇痛解痉,兴奋唾液腺、促进胃液分泌而健胃,舒张支气管平滑肌以平喘,改善外周循环,抗菌,抗过敏等。

桂枝证的舌象,张仲景未提及,根据临床经验,桂枝证多见舌质淡红或暗红,舌体较柔软,舌面湿润,舌苔薄白,著者称之为"桂枝舌"。如舌红而坚老者,或舌苔厚腻而焦黄者,或舌质红绛而无苔者,则桂枝一般不宜使用。

仲景使用桂枝有三个剂量阶段,大剂量(5两)治疗心悸动、奔豚气等;中等剂量(3~4两)治疗腹痛或身体痛;小剂量(2两)多配伍麻黄治疗身体痛、无汗而喘等。所以桂枝用于心脏病必须量大,可用12~15g,甚至达30g。

八、茯苓

性味归经:甘、淡,性平。归心、肺、脾、肾经。

功能主治:茯苓是利水渗湿药。功效为利水渗湿,健脾,化痰,宁心安神。古人称茯苓为"四时神药",因其功效非常广泛,不分季节,与各种药物配伍,无论寒、温、风、湿诸疾,都能发挥其独特的功效。本药淡而能渗,甘而能补,能渗能补,乃两得其宜之药也。利水湿以治小便不利,化痰饮以治痰湿入络之症,健脾和胃,宁心神以治惊悸失眠。其药性平和,既能扶正,又能祛邪,脾虚湿盛,正虚邪实之证尤为适宜。本方证中,取其全效。配桂枝以利小便,配半夏、生姜以祛痰,配大枣以健脾胃,配龙骨、牡蛎以宁心神。现代药理研究发现,茯苓的作用主要有:增强免疫力,抗肿瘤,镇静,降糖,抑制胃酸,抗菌,保护肝脏,松弛消化道平滑肌,使化疗所致白细胞减少加速回升等。

应用与探讨:茯苓杏仁甘草汤治"胸痹,胸中气塞,短气"。凡胸胁满、短气者,多伴有小便不利、目眩等。

理中丸条下有"悸者,加茯苓二两"。黄芪建中汤条下有"腹满者去枣,加茯苓一两半"。

使用茯苓可不问形体胖瘦,但须察舌。其人舌体多胖大,边有齿痕,舌面较湿润,著者称之为"茯苓舌",胖人舌体大,固然多茯苓证,瘦人见舌体胖大者,茯苓证更多见。其舌有齿痕,舌体胖大伴有水肿、腹泻者多为五苓散证、苓桂术甘汤证;舌体瘦小而有齿痕,伴有腹胀、失眠、咽喉异物感者,多为半夏厚朴汤证。

仲景使用茯苓多入复方。配半夏治眩悸,配白术治疗口渴,配猪苓、泽泻治疗小便不利,配桂枝、甘草治脐下悸。

仲景使用茯苓汤剂量较大,尤其是用于悸、口渴吐水以及四肢肿等,而用于散剂,则用量甚小。

白术重在治渴,茯苓重在治悸,故前人称白术能健脾生津,而茯苓能安神利水。

九、大黄

性味归经:味苦、性寒。归脾、胃、大肠、肝、心经。

功能主治:大黄别名将军、川军、生军、火参等,是泻下药中的攻下药。功效为泻下攻积,清热泻火,止血,解毒,活血化瘀。研究中大黄多生用,少数酒制、炒制。取其清热泻火、泻下攻积、活血化瘀之作用。现代药理研究显示,大黄的作用主要有:泻下,促进胰液分泌,抑制胰酶活性,抗胃及十二指肠溃疡,止血,降脂,抗菌,解热抗炎,免疫调节,抗氧化等。

十、牡蛎

性味归经:味咸、涩,性微寒。入肝、胆、肾经。

功能主治:牡蛎是安神药中的重镇安神药。功效为重镇安神,平肝潜阳,软坚散结,收敛固涩,制酸止痛。牡蛎与龙骨的功用相近,常相须为用,生用重镇平肝,煅用收敛固涩、软坚散结。本方取其安神、潜阳、软坚散结之功。现代药理研究认为,牡蛎抗病毒,抗氧化,抗肿瘤,降血糖等。

应用与探讨:龙骨多用于脐下动悸,而牡蛎则多用于胸胁鞕满而动悸。

《药征》:牡蛎主治胸腹之动也。旁治惊狂、烦躁。牡蛎、黄连、龙骨,同治烦躁,而各有所主治也。膻中,黄连所主也;脐下,龙骨所主也;而部位不定,胸腹烦躁者,牡蛎所主也。

十一、铅丹

功能主治:镇静,敛汗涩精,生肌敛疮。用于神经衰弱,心悸,失眠,多梦,自汗,盗汗,遗精,遗尿,崩漏,带下;外用治疮疡久溃不敛。

药理作用:促进血凝,降低血管壁通透性及抑制骨骼肌兴奋。

铅丹有毒,一般不作内服用,本方证用其治惊痫癫狂,常用生铁落代替,以平肝镇惊。

十二、龙骨

功能主治:镇静,敛汗涩精,生肌敛疮。用于神经衰弱,心悸,失眠多梦,自汗,盗汗,遗精,遗尿,崩漏,带下;外用治疮疡久溃不敛。

药理作用:促进血凝,降低血管壁通透性及抑制骨骼肌兴奋。

配伍应用:龙骨、牡蛎主治惊悸。

龙骨牡蛎桂枝甘草汤:主治胸腹动悸而惊、脉芤动而唇舌黯淡者。惊,为惊恐不安,常表现为多梦易醒,且常常有恐怖的噩梦,醒来则大汗淋漓;或恶闻人声,稍有响动则心脏狂跳不宁;或遇事恐惧,面红紧张,胸闷如窒,满身冷汗。悸,为内脏或肌肉的跳动感。其中脐腹部的搏动感,是龙骨证的特点。

作为客观指征的脉芤动,为脉浮大而中空,轻按即得,重按则无。一些大出血、大汗出或大惊大恐后,可见此脉象,一些体形羸瘦的患者也可见此脉象。著者称之为"龙骨脉"。

根据吉益东洞的经验,脐下动悸是龙骨证的特征。《药征》说龙骨主治脐下动也,旁治烦惊失精。

第二节　柴胡加龙骨牡蛎汤证的病因病机及方解

柴胡加龙骨牡蛎汤证的病因,按原文所说是得了伤寒八九日,言外之意就是说病邪已经传变,用了下法,出现了胸满、烦、惊等一系列症状,而《伤寒论》曰:"少阳中风,两耳无所闻,目赤,胸中满而烦者,不可吐下,吐下则悸而惊。"(264)由此可知,这里所说的"伤寒八九日",指的应该就是病邪传到了半表半里的少阳证,也就是柴胡证这个阶段。而"下之",指的就是误用了下法,从症状来看,是下后致使邪气弥漫三焦,三阳俱病,虚实互见,但病机关键仍是少阳枢机不利,尤其是主证胸满烦惊与胆热密切相关,故以小柴胡汤和解少阳,去甘草甘缓之性,可使三焦热邪速去,所以说,此方应是由小柴胡汤去甘草加味而来。"胸满烦惊",为少阳之腑受邪之象,此为上焦;"谵语",为阳明胃经有热,此为中焦;"小便不利",为太阳之腑气化不利,此为下焦。邪漫三焦,三阳受邪,则机体升降出入之机枢壅滞,故其人"一身尽重,不可转侧"。

方中柴胡气轻而升浮,味苦而降泄,《神农本草经》记载,主治肠胃中结气、饮食积聚、寒热邪气,推陈致新,能疏半表半里之气机,从而使阴阳条达,壅滞疏解;黄芩性降味苦寒,《神农本草经》记载言治"诸热",尤其擅长清泄三焦邪热。柴胡配黄芩,使气郁得达,火郁得发,半表半里之邪气得解,则胸满等证可除;生姜性味辛温,温胃散寒,降逆止呕;半夏降气豁痰。生姜、半夏配伍,和胃降逆,祛痰散饮。少阳病"喜呕",呕逆是少阳主证之一,故半夏、生姜必用。且生姜、半夏味辛主散,对疏解少阳郁滞亦有益处;人参、大枣补中益气,以助祛邪。正气复则邪气去,一身尽重症状得以解除;大黄后下,清火热瘀血,以治胃热"谵语";茯苓健脾利水宁心,以治三焦失司之"小便不利";桂枝辛温,既能助柴胡疏少阳之邪,又能通阳化气助茯苓以利水;

龙牡重镇安神;铅丹坠痰。本方攻补兼施,升降双行,使错杂邪气从内外尽解。

第三节　柴胡加龙骨牡蛎汤的功效与主治

本方在临床使用时,以胸满、烦、惊、谵语及小柴胡汤证为主证,至于小便不利、一身尽重不可转侧,可视为次证,不必悉俱。以上主证,临床上各有其具体的症状。

胸满:患者多诉胸闷或呼吸不畅,亦有胸满与厌食并见者,一般都随着病情的进退而增减。

烦:患者对人或事物有厌烦感,或卧起不安,剧则狂妄自言。此为实烦,非虚烦也。

惊:患者对外客、声音、光亮等极为敏感。闻较大声音就惊动不安,讨厌亮光,失眠多噩梦,甚至一合眼即见各种凶险幻象或耳中有异声。

谵语:病初起时,言语较平时特多,喜与人诉往事、心事,委曲之叹,絮絮不绝,多梦语,甚则惊叫妄言。

此外,尚可有眩晕或头痛,心悸,冲气上逆,面热耳赤及脐腹动悸等症。合而言之,本方的具体适应症状应是口苦,咽干,目眩,往来寒热,或不发热,胸胁苦满,厌食,心下痞鞕,冲气上逆,烦惊不安,失寐多言,时时错语,脐腹动悸,二便不利,身重难以转侧,舌苔黄厚黏腻,脉沉而弦细或动数。

参考历代中医著作,将研究的 19 个高于平均数的症状(失眠、烦躁、胸胁满闷、眩晕、便秘、口苦、心悸、神疲乏力、纳呆、汗出、口燥咽干、神志异常、头痛、惊惧、呕恶、小便黄、情志不遂、面红、小便不利)做出如下分析。

1. 失眠

失眠又有不寐、不得眠、不得卧、目不暝等说法,凡由于情志、饮食内伤,病后及年迈,禀赋不足,心虚胆怯等病因引起的心神失养或心神不安,从而导致经常不能获得正常睡眠,称为失眠。包括睡眠浅而易醒、睡中多梦、睡眠时间短,致使睡后不能恢复精神。失眠有虚实之分,虚证多因心阴血虚、心脾两虚所致。心血亏虚,心失所养而虚火充盛,五心烦热,盗汗失眠。实证可因外感时邪,或邪气内生。柴胡加龙骨牡蛎汤证中的失眠,以实证为主,主要因肝胆气机郁滞,郁久化火,煎津为痰,痰火上扰心神,而至心中烦、不得卧;或因肝气犯胃,中焦胃热,中焦郁滞,所谓"胃不和则卧不安";或因脾失健运,小便不利,水气凌心而至心动悸、不得卧。少数因久病默默,不思饮食而至心脾两虚导致失眠。

2. 烦躁

烦者,心中烦乱不安;躁者,性情急躁易怒。二者病机相同而程度递进。《伤寒论》中对于烦的描述就有微、小、大、极四个程度。《黄帝内经》有言"诸躁狂越,皆属于火",然烦躁亦有寒热虚实之分。实热者,如《类证治裁·烦躁》中曰"伤寒有邪在表而烦躁者,脉浮紧,发热身痛,汗之则定,大青龙汤。有邪在里而烦躁者,脉数实有力,不大便,绕脐痛,下之则定,承气汤",虚热者,"汗下后,昼烦躁,夜安静,脉沉微,身无大热,干姜附子汤。真寒假热,阴盛而烦躁者,如少阴证,吐利,手足冷,烦躁欲死,吴茱萸汤"。柴胡加龙骨牡蛎汤证中的烦躁,有虚有实,有虚实夹杂。实者,因肝胆之火上客于心包,此方证之火主要郁积在中焦,然火性炎上,且夹痰上扰,故而心烦躁动。虚者,因心脾两虚,心神失养则神明散乱,常伴眩晕。虚实夹杂者,因痰火扰心兼心血亏虚而至烦躁。

3. 胸胁满闷

也可称胸胁苦满、胸满,胸闷、胁胀者也归为此类。胸胁满闷为少阳证的典型症状,肝胆脾胰、肺胸等疾病多表现为胸胁不适。满闷或苦满,可以是患者的自我感觉,滞满感或胀满感,或仅描述为不适。也可以是他觉症状,如双侧肋弓端按压手指有抵抗感,或患者闪躲拒按诉有不适感。柴胡加龙骨牡蛎汤中的胸胁满闷症状,在原文中排在首位,是此方的一个代表性症状,也是少阳受邪的重要特征,说明误用下法后,病邪弥漫但仍留恋少阳且以少阳为主。少阳经脉,行于太阳、阳明两经之间,主半表半里,从而起到枢机的作用,枢机不利,故胸胁郁滞,表现为满闷。

4. 眩晕

眩即目眩,晕即头晕,或两者共见,都归为眩晕。轻者闭目可止,重者旋转不定,如坐车船,不能站立,可伴有呕恶、汗出等症状。其基本病机为因情志不遂、饮食内伤、劳倦、失血、久病体虚等引起风、痰、火、瘀上扰清窍,或精血亏少,清窍失养。关于眩晕的病机,古代亦有虚实之分,经典文献中有如下说法:"上虚则眩""上气不足,脑为之不满,耳为之苦鸣,头为之苦倾,目为之眩""髓海不足,则脑转耳鸣",以上都是因虚至眩的观点。

张仲景认为眩晕的一个重要病因是痰饮,遂后世有了"无痰不作眩",印证了"诸风掉眩,皆属于肝"的观点。

柴胡加龙骨牡蛎汤中的眩晕,主要因痰饮所致,少阳枢机不利,肝胆惊痰上扰清窍,或因中焦阻滞,肝胆脾胃升降失司,以致清阳不升浊阴不降,故而上重下轻,头目晕眩脚下无根。在药味的加减应用中,也多平肝熄风或豁痰开窍之品。

5. 便秘

在《黄帝内经》中已认识到便秘与脾胃受寒、肠中有热和肾病有关。仲景时期对便秘已有了较全面的认识,提出了寒、热、虚、实的发病机制,设立了苦寒泻下的承气汤、养阴润下的麻手仁丸、理气通下的厚朴三物汤、以及蜜煎导诸法。便秘的病因病机总结起来有:胃肠积热,燥屎内结,是谓热秘,治以泻热;气机郁滞,腑气不通,大便难行是谓气秘,治以理气;阴寒积滞,或气滞或血瘀,是谓冷秘,治以温散;阳气虚衰,大肠传导无力,是谓气虚秘,治以温补养正;阴虚血少,肠道干涩,是谓血虚秘,治以滋阴养血。此五种常相兼出现,相互转化,前三为实,后二为虚。本方证中的便秘症状,以实证为主,中焦气机失枢,升降失常,火热内结,多为热秘与气秘共见。虚证较少,以气虚为主,脾胃大肠传导乏力而至便秘。常伴腹胀腹痛、头晕、嗳气、呕恶等症。

6. 口苦

口苦因为中焦郁热,熏蒸肝胆,胆汁外溢。《伤寒论·少阳病》提纲中云："少阳之为病,口苦、咽干、目眩也。"其病位在胆,然心肝脾肾之病变皆可累及胆导致胆火上炎而成口苦之症。柴胡加龙骨牡蛎汤中的口苦之症依然是中焦火热熏蒸肝胆,可因肝火上逆胆气随而上扰,此种多伴头晕、头胀之症,也可因胃气上逆胆气随而上犯,此种多伴呕恶、嗳气之症。治疗依然以和解少阳为主,并随症加减。

7. 心悸

心悸表现为心中急剧跳动,惊惶不安不能自主。包含惊悸与怔忡,因恼怒惊恐、动摇心神者为惊悸;因体虚、劳倦等致心神失养者为怔忡。经典文献中对于心悸病机的讨论多而全面,可总结为以下几点:久病、体虚、劳欲过度等致使气血阴阳亏虚而心失所养、神不潜藏发为心悸;喜食膏粱厚味,或化火生痰,或伤脾而滋生痰涎,痰火扰心而致心悸;七情内伤,尤以惊恐、悲忧为甚,致使心神动摇发为心悸;外感风寒湿邪,痹阻心脉或消耗心之气血阴阳,也可发为心悸;另外药物中毒也可致心悸。柴胡加龙骨牡蛎汤中的心悸症状,虽病位在心,但其发病多与肝、脾功能失调有关,或因情志,或因饮食,且有虚实之分,虚实之间可相互夹杂,可转化。如痰火扰心、水气凌心、瘀血内阻等实证日久,耗伤正气,可兼见气血阴阳亏虚;或阴虚而生火生痰,或阳虚而至饮停,或气虚、血虚而至血瘀。总体说来,心悸为本虚标实之证,多以虚实夹杂出现。

8. 神疲乏力

神疲乏力为气血不能供养周身的表现,可因素体亏虚,或不养荣,或有郁滞;也可因实证而至气血郁滞,上不能荣养心神,下不能布达周身,而表现为神疲乏力之症。柴胡加龙骨牡蛎汤中的神疲乏力症状,多因痰火之邪消耗正气,继而出现的伴随症状,属本实标虚之证。

9. 纳呆

即纳谷不香,食欲不振。其病位在胃,但与肝胆脾密不可分。胃,喜燥恶湿,出现此证,多与中焦湿滞有关。如过食肥甘酒酿,而至湿热蕴脾、肝胆湿热。或因脏腑功能失调,水液停滞而生痰饮,饮停于胃,也可有此表现。柴胡加龙骨牡蛎汤中的纳呆症状,上两病因兼而有之,肝胆气滞火结,脾胃上下失枢,水液失调,湿热瘀火相互交结加之气机郁滞,故而出现纳呆。

10. 汗出

汗为体内津液经阳气蒸发从腠理外泄于肌肤而成。柴胡加龙骨牡蛎汤中的汗出症状,有自汗与盗汗两种,也可为两者共见。本汤证中的自汗主要因为中焦湿热,可伴发热或烘热感,蒸蒸汗出且汗出而热不解。自汗中局部汗者甚多,但头汗出最多,因中焦湿热上蒸或上焦热邪,迫津外泄;手足汗出次之,因热邪郁于内,迫津达于四肢所致。盗汗常因心血不足,并伴见心悸、失眠、神疲乏力等症。

11. 口燥咽干

口燥咽干之症,原因众多,无论虚实,都是津液输布障碍或津液耗伤的表现。柴胡加龙骨牡蛎汤证中的口燥咽干表现,可因中焦机枢不利,继而水道不通,气机郁滞,心火不能下达,肾水不得上济,故而口咽干燥、心烦不寐等症并见。可因情志不遂,气郁化火,灼伤肝胃之阴所致,肝阴受损则口咽干燥外常并见头晕耳鸣、五心烦热等症;胃阴受损则可伴见便秘、纳呆等症。可因情志不遂或热邪内犯而至肝郁化火,肝火上炎,此种口咽干燥常伴头晕胀痛、面红、口苦、急躁易怒、失眠、胁胀、尿黄等症,此病因的表现也是柴胡加龙骨牡蛎汤证的典型症状。

12. 神志异常

神志异常的表现主要有:狂言妄语,精神恍惚,语无伦次,哭笑无常,气力逾常,爬山涉水,沉默痴呆,神志不清楚,喃喃自语,惊惧避人,独居暗室,坐卧不宁,呼喊奔走,打人骂人,时发谵语,妄见妄闻,幻视幻听,时发痴呆等。其成因多为七情内伤,或头部受到震荡。所谓惊则气乱,思则气结,恐则气下,气机逆乱,则脏腑气血阴阳失调,继而气滞、火郁、痰结、血瘀,生成病理产物蒙蔽心神,神机逆乱,而出现以上症状。柴胡加龙骨牡蛎汤证中的神志异常症状,仍因中焦气机郁滞,久而化火,煎津为痰,随肝气上逆,痰火上蒙心神。常伴有眩晕、烦躁、失眠。

13. 头痛

头痛之症,甚为常见,古代医家对于其病机研究甚多,在殷商甲骨文就有"疾首"的记载,后《黄帝内经》《伤寒论》《诸病源候论》《三因极—病证方论》等都有论述,积累到金元时期,其病因病机已较全面。头痛成因,可分为外感与内伤,继而经络拘急或失养,清窍不利,发为头痛。柴胡加龙骨牡蛎汤证中的头痛,可因外感风寒湿热,上犯于脑,清阳受阻,气血不畅发为头痛;可因情志郁怒,精神紧张,肝气郁结,失于疏泄,脉络拘急而成头痛;可因饮食不节,嗜食肥甘,劳伤脾胃,脾失运化,痰湿内生,以致清阳不升、池阴不降,痰蒙清窍或搏阻脑脉,脑络失养发为头痛。其部位,以头两侧最多;其性质,以胀痛最多。

14. 惊惧

表现为对外界事物或人的胆怯、惧怕,胡思乱想,心神不安。柴胡加龙骨牡蛎汤证中的惊惧感,常有受到惊吓的病史,惊能动心,亦可损伤肝胆,使心胆乱,脏腑功能失调,久而伤肾,肾在志为恐,恐与惊不同,自知者为恐,不知者为惊,且长期恐惧或突然意外惊恐,皆能导致肾气受损,过于恐惧,则肾气不固,气陷于下,可见失禁、精遗等症。恐惧伤肾,精气不能上奉,则心肺失其濡养,水火升降不交,可见胸满腹胀、心神不安、夜不能寐等症。惊惧与心悸成因相似,但常不伴心中悸动感,每与心悸分开总结。

15. 呕恶

即恶心、呕吐。是以胃失和降、胃气上逆所致的以饮食、痰涎等胃内容物上涌或自口而出为特征的病症。柴胡加龙骨牡蛎汤证中的呕恶之症,仍为中焦气机不枢,肝胆疏泄不利,脾胃升降失常,三焦运转不能,故常伴有纳呆之症。

16. 小便黄

多见于各种实热证,因热邪熏蒸津液而致,常伴小便短少。泌尿系感染也可出现此症。本汤证中的小便黄,因中焦湿热所致。

17. 情志不遂

情志不遂的表现主要有:郁郁寡欢,消极厌世,默默不语,喜欢独处,闷闷不乐,表情淡漠,情绪不宁,且多无明显诱因。观本方证病案中的情志不遂之症,多因肝胆气机郁滞,常伴见胸胁满闷不舒,或咽中异物感;或因心阴亏虚而情绪不定。

18. 面红

面红者主热证。气血得热则行,血脉充盈,血色上荣,故面红。柴胡加龙骨牡蛎汤证中的面红以满面通红多见,此为实热证;少数两颧潮红,此为虚热证。

19. 小便不利

指小便量减少、排尿困难的一种症状。《伤寒论》中的小便不利,在六经病中皆可见。柴胡加龙骨牡蛎汤证中的小便不利症状,其病机主要为热病耗伤津液,气机郁滞三焦水道不通。

第三章 源流与方论

第一节 源 流

柴胡加龙骨牡蛎汤出自《伤寒论》第 107 条，即"伤寒八九日，下之，胸满烦惊，小便不利，谵语，一身尽重，不可转侧者，柴胡加龙骨牡蛎汤主之"，方药组成：柴胡、黄芩、人参、半夏、生姜、大枣、桂枝、茯苓、大黄、龙骨、牡蛎、铅丹。该方以和解少阳、重镇安神为主，原文主治伤寒误下，损伤正气，导致邪热内陷，形成表里俱病、虚实互见的变证。现代临床多将本方运用于癫痫、精神分裂症、神经官能症、癔症、抑郁症、焦虑症、躁狂症、高血压病、动脉硬化症、冠心病、脑震荡后遗症、脑出血后遗症、血管神经性头痛、失眠、膈肌痉挛、慢性疲劳综合征、更年期综合征等多种疑难杂症。在《伤寒论》中，本方识证关键在于"胸满烦惊，小便不利，谵语，一身尽重，不可转侧"，其中尤以"胸满烦惊"为辨证眼目。患者往往表现为胸膈胁肋部位的胀满、憋闷，呼吸不畅，或常欲叹息，烦躁易怒，甚至躁动不宁，容易惊悸、做噩梦等。

另外，本方证有一个典型体征为"胸腹动证"（见日·吉益东洞《类聚方》本方条下)，尾台榕堂在《类聚方广义》中注解本方时也提出，本方主治"小柴胡汤证而胸腹有动，烦躁惊狂，大便难，小便不利者"。矢数道明先生认为本方为治疗实证之方，其方证主治介于大柴胡汤、小柴胡汤方证之间，常常表现为胸胁苦满，心下部有抵触感或自觉膨满，脐上动悸，因腹主动脉跳动亢进所致之腹部上冲感，心悸不眠，烦闷，易惊，焦躁易怒，易动感情，善太息，甚则出现狂乱、痉挛等，小便不利，大便秘结。柴胡加龙骨牡蛎汤作为安神剂名方,因其立法巧妙、适用范围广泛,成为近代方剂学研究的重点,在文献理论、临床应用和实验药理等诸多方面的论述也很多。

目前,柴胡加龙骨牡蛎汤的研究成果可谓汗牛充栋,以往的相关研究多侧重于个人临床经验总结和药理学实验研究,对柴胡加龙骨牡蛎汤主治范围的多样性还有许多问题尚未全面回答,如柴胡加龙骨牡蛎汤在诸多疑难杂症中的广泛应用和卓越疗效未进行系统整理及分析归纳;如何从理论高度去重新认识柴胡加龙骨牡蛎汤辨证论治的灵活性;现行的研究方法是否能够满足和指导临床应用以拓宽其新的主治领域。在过去的研究领域中,文献理论、临床运用及实验药理研究横向联系往往较少,大量的临床报道缺少中医理论的有效指导,结论相对散漫;许多文献理论的探讨缺乏与临床病案的相互印证,使论点显得苍白无力;实验研究也因为对西医实验设计思路的盲从而导致实验结果信度较低,致使对中医辨证论治体系的发展难以起到更大的指导作用。部分医者只能根据个人的偏爱和喜好,或自成一说,或避而不用,或专注某病,或泛施滥用,这都使本方难以发挥其卓越的疗效。

第二节　古代医家方论

柴胡加龙骨牡蛎汤为少阳病邪热内盛,三焦瘀滞的主方。条文曰:"伤寒八九日,下之,胸满烦惊,小便不利,谵语,一身尽重,不可转侧者,柴胡加龙骨牡蛎汤主之。"此证为伤寒误治,正气受损,邪气弥漫三阳。少阳经气不利,胆火内扰,则见胸满而烦;胆气被伤,则惊恐不安;胃热上扰心神,可见谵语;三焦失畅,则小便不利;三阳经气不利,则见一身尽重;邪在少阳为重,故见不可转侧。

少阳病证的症状为口苦、咽干、目眩、往来寒热、胸胁苦满、嘿嘿不欲饮食、心烦喜呕、脉弦。该证病机本属少阳寒风郁火,正邪分争于表里之半,而此"表里之半"正是三焦腠理之所在。因为三焦者,乃是居"脏腑内脏之外,躯体躯壳之内,包罗诸脏,一腔之大府也"(张景岳《类经》),"其处内邻脏腑,外连腠理,正当表里之间也,故外邪侵犯少阳经界,手经三焦首当其冲。"口苦、咽干、目眩乃少阳相火循其经脉包括手少阳经脉上犯清窍使然,相火虽寄于胆,而其游行上下内外,无不依赖于三焦火腑的气机升降与三焦通道的内外转输。因此少阳一有风寒外来,令其游行之相火失于宣达而怫郁于内,则会蓄积于胆腑而犯胃口、逆循于经脉包括手少阳经脉而扰清窍,故而才使呕不能食与口苦、咽干、目眩并发。心烦与胸胁苦满,虽然各与胆腑的中正之官和位居胁下有关,但三焦之腑上络心包,而由三焦郁火循络扰神,引起发烦则更加直接。胸胁地带属于身之两侧,而两胁不仅有胆经分布,三焦之经也同行其间,更何况左右两胁者乃三焦水火气机升降之道路,三焦腠理遍布其内,其与胆腑独居一侧也有不同,因此,一旦"血弱气尽,腠理开,邪气因入",便会循其腠理之连系,传入躯壳之内,而"与正气相搏,结于胁下",出现胸胁之苦满与胀痛,所以该证已不只是邪气阻滞其浅在的经脉,更多的是影响水火升降之机枢的结果。至于往来寒热,作为正邪分争于半表半里的特有指征,更是非三焦莫属,因为三焦者,其位外连腠理,内邻脏腑,正当表里出入之地带,其用又为"原气之别使"(《难经》),有"通会元真"以充腠理之职(《金匮要略》),故其症见"往来寒热者,正是风寒之邪自肌肤乘真元之不足,侵入躯壳之里、脏腑之外,两夹界之隙地,所谓半表半里、少阳三焦所主之部位。故风寒之邪入而并于阴里则寒,出而并于阳表则热,出入无常,所谓寒热间作也"(方中行《伤寒论条辨》)。而柴胡加龙骨牡蛎汤所治病症,除了上述病症外,还有"胸满烦惊,小便不利,谵语,一身尽重,不可转侧"等证,即水气上逆心包则小便不利而惊悸,火气上攻心包则胸中烦满而谵语,水逆火郁于胸中,上焦阳气不得宣达周身,则一身尽重而不可自转侧。若论治法,则柴胡加龙骨牡蛎汤,一取小柴胡汤法,疏利三焦,正本清源;二加茯苓、大黄通利二便,以降水火;三加龙骨、牡蛎、铅丹,镇定心包,以制其乱;四加桂枝宣通胸阳,以布周身。

历代医家对此汤证病机阐述也较为丰富:

成无己《注解伤寒论·卷三》:伤寒八九日,邪气已成热,而复传阳经之时,下之虚其里而热不除。胸满而烦者,阳热客于胸中也;惊者,心恶热而神不守也;小便不利者,里虚津液不行也;谵语者,胃热也;一身尽重不可转侧者,阳气内行于里,不营于表也。与柴胡汤以除胸满而烦,加龙骨、牡蛎、铅丹,收敛神气而镇惊;加茯苓以行津液,利小便;加大黄以逐胃热,止谵语;加桂枝以行阳气而解身重。错杂之邪,斯悉愈矣。

钱潢《伤寒溯源集·少阳全篇·少阳坏病》:八九日,经尽当解之时也。下之,误下之也。胸满,误下里虚,邪气陷入也。烦者,热邪在膈而烦闷也。惊者,邪气犯肝,肝主惊骇也。小便不利,邪自少阳而入里,三焦不运,气化不行,津液不流也。谵语,邪气入里,胃热神昏也。一身尽重,《灵枢》谓脾所生病也。不可转侧,足少阳胆病也。言伤寒八九日,经尽当解之时而不解,因误下之后,使太阳之经邪,传至少阳而入里也……然此条经络纠纷,变症杂出,未可以寻常治疗也,故以小柴胡为主,加龙骨牡蛎汤主之。

陈修园《伤寒论浅注·卷二》:此一节言太阳之气因庸医误下,以致三阳合病,特立三阳并治之方,滋阳明之燥,助少阳之枢。而太阳不失其主开之职,其病仍从少阳之枢而外出矣。吕搽村《伤寒寻源·下集》:此证全属表邪误下,阴阳扰乱,浊邪填膈,膻中之气不能四布而使道绝,则君主孤危,因而神明内乱,治节不行,百骸无主,以致胸满烦惊,小便不利,谵语,一身尽重,不可转侧,种种皆表里虚实、正邪错杂之证。诸家一致认为此条所述乃太阳表证误下致变的情况,其所累及的脏腑经络范围较广,钱潢谓"经络纠纷,变症杂出"及吕搽村之"表里虚实,正邪错杂"之语,简明扼要地点明了本证的病机病位特征,但陈修园从三阳合病立论,则未免有悖经旨。盖伤寒表证日久,已伏内传之机,更因误下里虚,邪气乘虚而陷入里,此时表邪已尽,并无太阳征象羁留,则三阳合病之言,难以成立。钱潢"太阳经邪传至少阳而入里",准确地描述了本证的演化情形。

徐灵胎说:此方能下肝胆之惊痰,以之治癫痫必效。本方证的特点是患者具有明显的精神症状,如动悸、幻觉、失眠、易于惊吓等。除癫痫外,精神分裂症、焦虑症、抑郁症、癔症、老年痴呆也可用。

吕搽村:病属表邪陷入,则阴阳出入之界,全藉少阳为枢纽,故以柴胡名汤。而阴邪之上僭者,复桂枝、生姜、半夏以开之;阳邪之下陷者,用黄芩、大黄以降之;使上下分解其邪,邪不内扰。而兼以人参、大枣扶中气之虚,龙骨、牡蛎、铅丹镇心气之逆。且柴胡、大黄之攻伐,得人参扶正以逐邪,而邪自解。龙骨、牡蛎之顽钝得桂枝助阳以载神,而神自返。其处方之极错杂处,正其处方之极周到处。

《医宗金鉴》:是证也,为阴阳错杂之邪;是方也,亦攻补错杂之药。柴、桂解未尽之表邪,大黄攻已陷之里热,人参、姜、枣补虚而和胃,茯苓、半夏利水而降逆,龙骨、牡蛎、铅丹之涩重,镇惊收心而安神明,斯为以错杂之药,而治错杂之病也。

《经验集录》:治小儿连日壮热,实滞不去,寒热往来而惊悸者。

《方机》:小柴胡汤证,胸腹有动者,失精者,胸满烦惊者,柴胡加龙骨牡蛎汤主之。

《经方传真》:本方辨证点为小柴胡汤证见气冲心悸、二便不利、烦惊不安者。证与条文 107 条同,故以柴胡加龙骨牡蛎汤治验。注重气逆(胸腹有动、气冲)和神志异常(惊悸、胸满烦惊、烦惊不安)是应用柴胡加龙骨牡蛎汤的眼目。

《类聚方广义》:治狂证,胸腹动甚,惊惧避人,兀坐独语,昼夜不眠,或多猜疑,或欲自死,不安于床者。治痫证,时时寒热交作,郁郁悲愁,多梦少寐,或恶接人,或屏居暗室,殆如劳瘵者。狂、痫二证,亦当以胸胁苦满、上逆、胸腹动悸等为目的。癫痫,居常胸满上逆,胸腹有动,每月及二三发者,常服此方不懈,则无屡发之患。明确指出柴胡加龙骨牡蛎汤可以治疗癫狂。而以"胸胁苦满、上逆、胸腹动悸"为目的。

《勿误药室方函口诀》:此方为镇坠肝胆郁热之主药,故不但治伤寒胸满烦惊已也。凡小儿惊痫,大人癫痫,均宜用之。又有一种中风,称热瘫者,应用此方佳。又加铁砂,治妇人发狂。

《伤寒论类方》:此方能下肝胆之惊痰,以之治癫痫,必效。指出柴胡加龙骨牡蛎汤治疗癫痫的根本在于能镇坠肝胆郁热、能下肝胆之惊痰,从而揭示了肝胆与癫痫发病之间的密切关系。

第三节　现代医家方论

《伤寒论》被尊为"方书之祖"。仲景之六经,为百病立法,不专为伤寒一科。读仲景书,当求其立法之意。朱丹溪云:"仲景诸方,实万世医门之规矩准绳也。"观后世对柴胡加龙骨牡蛎汤的应用,或用仲景成法,或加以发挥,均不脱仲景藩篱。自《伤寒论》记载柴胡加龙骨牡蛎汤以来,应用已近千年,从治疗精神情志方面的疾病发展到对高血压、糖尿病、高血脂、心血管疾病等代谢综合征皆可以治疗,充分体现了此方疾病治疗范围的多元性。随着其应用范围的不断扩大,对方药配伍的理解也在不断加深,为后学之人辨证运用此方提供了宝贵经验。

宋雅芳等在"柴胡加龙骨牡蛎汤临床新用"中提到用此方治疗某女冠心病患者,证属气滞血瘀,心阳不足,治以行气活血,通心阳之法,投以柴胡加龙骨牡蛎汤,去铅丹。症状明显好转,随访3个月未见复发。

王武军在"柴胡加龙骨牡蛎汤治疗不稳定型心绞痛合并室性期前收缩65 例疗效观察"中,观察柴胡加龙骨牡蛎汤治疗不稳定型心绞痛合并室性期前收缩的临床疗效,得出柴胡加龙骨牡蛎汤对不稳定型心绞痛合并室性期前收缩有明显的疗效,且无明显毒副反应,值得临床推广应用。

朱建萍在临床中运用经方柴胡加龙骨牡蛎汤治疗高血压病,取得较好疗效。

毛长岭等曾应用本方化裁治疗老年性室性期前收缩90 例,其中男性30例,女性60 例,结果治愈45 例,好转37 例,无效8 例,总有效率91.11%。

柴胡加龙骨牡蛎汤为小柴胡的加减方,小柴胡汤的和枢机、解肝郁之功前已论述,柴胡加龙骨牡蛎汤除小柴胡汤之功用外,又具泻热除烦、祛痰、镇惊安神之功,凡肝气郁结、痰火内扰之精神疾病,如精神分裂症、失眠、惊恐性神经症、焦虑症、癫痫等,皆可以用此方治疗。清代名医王旭高谓"肝胆惊痰用此方",可谓对本方适应证病机的最贴切论述。

　　运用本方的医案,历代以来并不少见,有典型治验者,亦有触类旁通者。前贤王旭高曾以此方加减治意愿不遂,酒后狂妄(《宋元明清名医类案续编》);先辈赵守真有用本方出入治愈肝郁失志,癫痴不寐案(《治验回忆录》);近人秦海筹对外感误下、症转急剧、出现惊妄患者,投服本方,一剂病减,二剂康复(《广东中医》);马云衔亦有以本方化裁治愈外伤后正虚邪实谵妄惊怯案(《广东中医》);上海周康氏报导用本方与王清任之癫狂梦醒合剂治疗精神分裂症 40 例(《上海中医药杂志》);日本人对本方的运用颇有研究,广及多种疾患,《日本汉医》记录了用本方治愈多个病例的概况,其中有心脏血管神经症、缺血性心脏病、神经衰弱、癔症、高血压动脉硬化症、慢性肾炎变性、心脏瓣膜症、癫痫、阴痰、震颤麻痹、半身不遂症、神经痛、肩凝、精神分裂症等(《中医杂志》)。

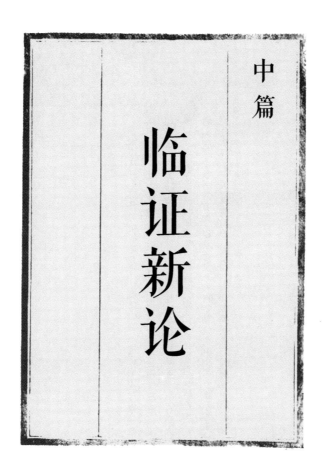

中篇

临证新论

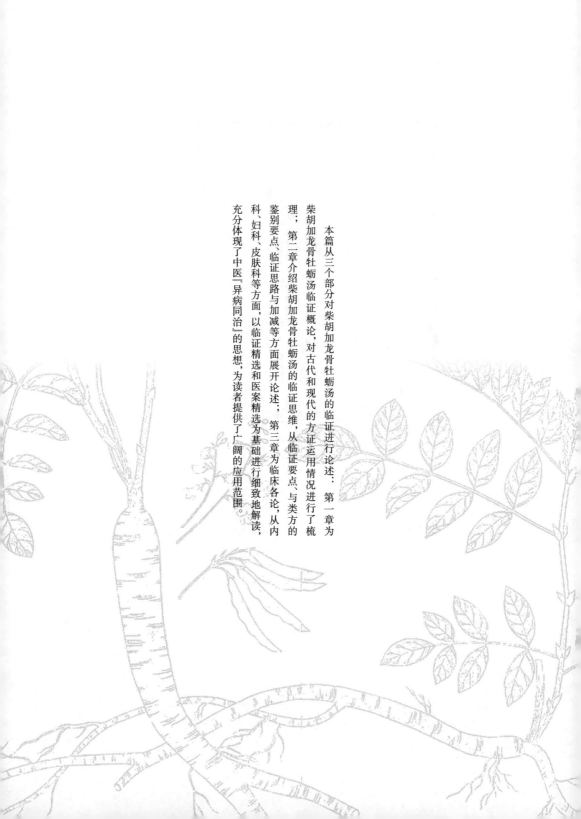

本篇从三个部分对柴胡加龙骨牡蛎汤的临证进行论述：第一章为柴胡加龙骨牡蛎汤临证概论，对古代和现代的方证运用情况进行了梳理；第二章介绍柴胡加龙骨牡蛎汤的临证思维，从临证要点、与类方的鉴别要点、临证思路与加减等方面展开论述；第三章为临床各论，从内科、妇科、皮肤科等方面，以临证精选和医案精选为基础进行细致地解读，充分体现了中医『异病同治』的思想，为读者提供了广阔的应用范围。

第一章　柴胡加龙骨牡蛎汤临证概论

第一节　古代临证回顾

柴胡加龙骨牡蛎汤为少阳病邪热内盛,心胆不宁之证的主方。条文:"伤寒八九日,下之,胸满烦惊,小便不利,谵语,一身尽重,不可转侧者,柴胡加龙骨牡蛎汤主之。"此证为伤寒误治,正气受损,邪气弥漫三阳。少阳经气不利,胆火内扰,则见胸满而烦;胆气被伤,则惊恐不安;胃热上扰心神,可见谵语;三焦失畅,则见小便不利;三阳经气不利,则见一身尽重;邪在少阳为重,故见不可转侧。

古代医家对此汤临床运用兹见于下:

(1)徐灵胎《伤寒论类方》:此方能下肝胆之惊痰,以之治癫痫,必效。

(2)《经验集录》:治小儿连日壮热,实滞不去,寒热往来而惊悸者。

(3)吉益东洞《方机》:小柴胡汤证,胸腹有动者,失精者,胸满烦惊者,柴胡加龙骨牡蛎汤主之。

(4)尾台榕堂《类聚方广义》:治狂证,胸腹动甚,惊惧避人,兀坐独语,昼夜不眠,或多猜疑,或欲自死,不安于床者。治痫证,时时寒热交作,郁郁悲愁,多梦少寐,或恶接人,或屏居暗室,殆如劳瘵者。狂、痫二证,亦当以胸胁苦满、上逆、胸腹动悸等为目的。癫痫,居常胸满上逆,胸腹有动,每月及二三发者,常服此方不懈,则无屡发之患。

(5)浅田宗伯《勿误药室方函口诀》:此方为镇坠肝胆郁热之主药,故不但治伤寒胸满烦惊已也。凡小儿惊痫,大人癫痫,均宜用之。又有一种中风,称热瘫者,应用此方佳。又加铁砂,治妇人发狂。

(6)《伤寒论类方》:此方能下肝胆之惊痰,以之治癫痫,必效。

(7)《经方传真》:本方辨证点为小柴胡汤证见气冲心悸,二便不利,烦惊不安者。

(8)《经方的临床运用》:本方以体质壮实,精神不安,胸胁苦满,腹胀满,动悸,便秘作为辨证要点。

古代医家用柴胡加龙骨牡蛎汤所治疾病,在病机上大都认为是肝郁、痰饮、胆郁。柴胡加龙骨牡蛎汤具有理气活血、清热降火、涤痰开窍、养血安神等功效,又能和解少阳、疏泄肝胆,主要用于肝郁、痰饮所引起的精神情志方面的疾症,如癫痫、惊悸等。

第二节　现代临证概述

一、单方妙用

1.郁证

◎案（蓝一清）

魏某,女,32 岁。1983 年 4 月 20 日初诊。精神不畅,时有哭笑,喃喃自语,入夜尤甚,已 10 余日。病因人工流产术后,情志不遂而出现上症。曾经医院治疗,服大量安定剂无效。舌质红、苔黄腻,脉弦无力。

处方:柴胡 10g,桂枝 10g,龙骨 15g,牡蛎 15g,大黄 7.5g,黄芩 10g,半夏 10g,大枣 10g,合欢 20g,茯苓 20g,生地黄 25g,党参 20g。每日服 3 次。

药后精神有所好转,哭笑已止,但仍觉胸中闷塞,时有心烦意乱等症。而术后已断之恶露复来,量一般,血色暗紫,有血块。舌质微红、苔腻转薄,脉略弦。继服上方 3 剂。诸症明显减轻,精神畅快,只偶有心烦,恶露已绝,舌质淡红、苔薄白,脉已有缓和之象。上方继服 3 剂以善其后。

按 抑郁(depression)是指以心境低落为主的精神状态。常伴有各种症状,如焦虑、激越、无价值感、无助感、绝望感、意志减退、精神运动迟滞,以及各种躯体症状和生理功能障碍(如失眠)。本案用柴胡加龙骨牡蛎汤疏肝解郁,下瘀血而安五脏。柴胡配合欢以解肝气之郁结;大黄伍生地黄祛恶血而生新。龙骨、牡蛎、茯苓敛心气而调神;桂枝、党参、生地黄、大枣又可补产后之虚。

2. 狂证

◎案(周连三)

彭某,男,32岁。1963年11月27日初诊。患者在1959年因精神受刺激,导致精神失常,狂躁妄动,打人骂人,久治不愈,住精神病院多方治疗无效,请周老师会诊。症见:面红目赤,狂躁妄动,打人骂人,毁坏器物,撕衣裸体,目光炯炯,少睡少食,哭笑无常,舌质红、苔黄腻,脉洪数。证属肝郁化火,痰火上扰。治以疏肝利胆,祛痰泻火。方用柴胡加龙骨牡蛎汤加减。

处方:柴胡24g,黄芩24g,半夏21g,生姜15g,茯苓30g,龙骨30g,牡蛎30g,桂枝9g,铅丹6g,大枣12枚,大黄18g。

服上方后,涌吐痰涎二碗余,泻下风沫,夜能安睡,诸症减轻。后减铅丹为3g、大黄为9g,连续服用4剂,继以他药调治而愈。

按 狂证的表现主要有疯狂怒骂、打人毁物、妄行不休、少卧不饥,甚则登高而歌、弃衣而走。狂证多因肝郁化火、痰火上扰神明所致。本方疏利肝胆,重镇安神,凡属肝郁化火、炼液成痰、痰火上扰之惊悸、发狂、胸满、谵语、烦躁、癫痫等证,用本方治疗均有良好效果。

3. 震颤麻痹(帕金森病)

◎案(朱东奇)

姜某,男,42岁。1982年11月2日初诊。半年前在田间劳动,突闻其子车祸,遂抱往医院抢救。途中适逢下雨,加之衣着单薄,心情急愤,浑身汗出。翌日即感肌体违和,周身困重,时而寒热,语言迟缓,腹胀纳少。继而筋惕肉瞤,手不能做细活,走路慌张,全身痿软无力,肢体麻冷。曾被当地医院检查为帕金森病,予服安坦、左旋多巴等药治疗,上述症状一度缓解,后又复发。近半月诸症加剧,卧床不起,转请中医治疗。

诊其脉弦滑,舌红、苔黄厚根腻,口黏发苦,大便干结,小便色黄。患者平素禀性沉默,寡言少语,今既失之惊恐内伤,又复加风雨外袭,以致内外相克引而为病。且久病失调,忧虑日增,致肝气郁结,横犯脾土。治以疏肝理脾,解郁安神,清热镇惊。

处方:柴胡12g,黄芩10g,龙骨15g,牡蛎15g,桂枝6g,茯苓10g,半夏10g,党参12g,大黄6g,丹参15g,百合12g,生姜3片,大枣6枚,水煎服。

服药5剂症状大减,自觉浑身松动,肌肉震颤偶发。宗原方去大黄、茯苓加焦麦芽10g、焦山楂10g、焦神曲10g、莱菔子10g,继服5剂。后以逍遥丸调理月余,1年后随访未再复发,已能正常参加劳动。

按 帕金森病又称震颤麻痹,是一种好发于50岁以上中老年人群的中枢神经系统的变性疾病。帕金森病的主要临床特点包括震颤、强直、运动迟缓和姿势障碍等。本案病变部位主要在肝,肝主筋、藏魂,卒受惊吓,肝气逆乱,不能主筋和藏魂,则见筋肉瞤动、痿软无力、神情恍惚等症。用本方以疏肝理气,解郁安神,清热镇惊。方证相符,故获良效。

4.癫痫病

◎案(刘渡舟)

尹某,男,34岁,因惊恐而患癫痫病。发作时惊叫,四肢抽搐,口吐白沫,汗出。胸胁发满,夜睡呓语不休,且乱梦纷,精神不安,大便不爽。视其神情呆滞,面色发青,舌质红、舌苔黄白相兼。脉象沉弦。辨为肝胆气郁,兼有阳明腑热,痰火内发而上扰心神,心肝神魂不得潜敛之故。治以疏肝泻胃,涤痰清火,镇惊安神。

处方:柴胡12g,黄芩9g,半夏9g,党参10g,生姜9g,龙骨15g,牡蛎15g,大黄6g(后下),铅丹3g(布包),茯神9g,桂枝5g,大枣6枚。

服1剂则大便通畅,胸胁之满与呓语皆除,精神安定,唯见欲吐不吐,胃中嘈杂为甚,上方加竹茹16g、陈皮10g,服之而愈。

按 脑部兴奋性过高的神经元突然过度重复放电,导致脑功能突发性、暂时性紊乱,临床表现为短暂的感觉障碍、肢体抽搐、意识丧失、行为障碍或自主神经功能异常,称为癫痫。《临证指南医案》认为癫痫"或由惊恐……以致内脏不平,经久失调,一触积痰,厥气内风,猝焉暴逆"而发。用柴胡加龙骨牡蛎汤治疗,有较好疗效。刘渡舟在具体运用时,常随症灵活加减化裁,如肝火偏胜者,加龙胆草、夏枯草、山栀子;病及血分,加白芍、桃仁、牡丹皮;顽痰凝结不开者,加郁金、胆南星、明矾、天竺黄。

二、多方合用

1. 柴胡加龙骨牡蛎汤合桂枝茯苓丸治疗抑郁症
◎案

李某,女,18岁,高中学生。2013年12月20日初诊。该学生成绩一贯优良,在学校和同学由于琐碎小事生气,逐渐致精神萎靡,少言寡语,烦躁失眠,月经前症状加剧,遂休学治疗。先后用西药抗抑郁、镇静药物(药名、药量不详),亦间断服中药治疗,病情时好时坏,但是未见明显好转。元旦前回爷爷家,遂到医院请中医治疗。症见:精神呆滞,眼神不宁,少言寡语,喜长叹气,夜寐不安,时有烦躁,食纳少,大便干结,月经来潮时腹痛阵作,经来色黑暗有血块,经后期腹痛缓解,脉弦涩,舌质稍红、苔黄白腻,舌下静脉迂曲怒张。腹诊:腹部膨满,右胁肋有抵抗感。六经辨证为少阳阳明合病兼瘀血证,方予柴胡加龙骨牡蛎汤去铅丹合、桂枝茯苓丸。

处方:柴胡18g,黄芩9g,清半夏9g,枳实9g,白芍9g,生姜9g,酒大黄6g,大枣9g,炙甘草6g,龙骨24g,牡蛎24g,桂枝9g,茯苓9g,桃仁9g,牡丹皮9g。

6剂,每日3次,每次200mL饭后服,并嘱咐多和同龄人交往,放松心情,加以心理疏导。上方进24剂后,精神状态有明显好转,食纳增加,大便通利,夜能安睡,临经前情绪波动减轻,经来腹痛减轻,遂守原方合温胆汤每日服1剂巩固治疗,治疗近4个月后复学,成绩逐渐稳定,观察半年,病未复发。

2. 柴胡加龙骨牡蛎汤去铅丹合半夏厚朴汤合甘麦大枣汤治疗顽固不眠
◎案

杨某,女,47岁。2014年8月24日初诊。一个月前患者丈夫在出差返回途中,遭遇车辆爆胎而死亡,患者精神受到严重刺激,自此惊惧不安,以致整日不眠。靠服地西泮(安定片)能睡2~3小时,睡中噩梦频频。曾住院治疗1周效差出院,又服某老中医以归脾汤、酸枣仁汤、血府逐瘀汤、温胆汤等治失眠套方10余剂,没有显效,经人介绍前来医院诊治。症见:体形壮实,夜不安寐,时时悲伤欲哭,喉中如有炙脔,吐之不出,咽之不下,心烦口苦,胸胁满闷,喜长叹气,小便短黄,大便干结,舌红、苔黄腻,脉沉滑。腹诊:脐部悸动感,左右季肋下有抵抗感,六经辨证为少阳阳明太阴合病,方予柴胡加龙骨牡蛎汤去铅丹合半夏厚朴汤合甘麦大枣汤。

处方:柴胡12g,黄芩9g,法半夏9g,党参9g,大黄6g,桂枝9g,茯苓9g,生姜9g,生龙骨(先煎)24g,生牡蛎(先煎)24g,炙甘草6g,小麦45g,大枣6枚,厚朴9g,苏叶6g。

6剂,水煎服,每日1剂,并加以心理疏导。药后逐步减少服用安定片,每晚也可睡2~3小时,诸症减轻。原方继服12天,睡眠基本正常,停用安定片,7剂,每日1剂巩固疗效,1个月后随访,每晚基本能入睡5小时以上。

按《汉书·艺文志》曰:"经方者,本草石之寒温,量疾病之浅深,假药味之滋,因气感之宜,辨五苦六辛,致水火之齐,以通闭结,反之于平;及失其宜者,以热益热,以寒增寒,精气内伤,不见于外,是所独失也。"经方治病,是以药味的寒热温凉属性,来治疗人体不同部位的寒热虚实疾病,使人体达到阴阳平衡。正如胡希恕老先生所说,先辨六经,再辨八纲,最后辨方证。有是证则用是方,方证对应则效如桴鼓。对病程长久、病情复杂者,则须与其他方剂相合而取效。据临床经验,合方之时必先辨证。宜综合所见诸症分析,以断证之所在。合方之时,务求病机相合,方证相应。对相合方剂,合方或取两方相合,或取三四方相合,唯以方证对应为要。

柴胡加龙骨牡蛎汤出自《伤寒论》第107条,由柴胡、半夏、党参、龙骨、牡蛎、桂枝、大黄、茯苓、生姜、大枣、铅丹等药组成,在《伤寒论》中主要用于治疗伤寒误下、邪热内陷、表里俱病、烦惊谵语等证。本方是小柴胡汤去甘草,加治气冲的桂枝,利水的茯苓,通便的大黄,镇静逐痰以止惊悸的龙骨、牡蛎,故治太阳少阳阳明并病见气上冲、心悸、二便不利而烦惊不安者。结合临床实践凡是具备以下指征中两项者皆可以考虑单独使用或者与柴胡加龙骨牡蛎汤合方治疗:①体质中等或壮实,胸胁苦满、腹胀满、便秘、小便不利者;②有精神刺激或者气机郁滞症状;③心烦、失眠、喜长叹气者;④腹诊:

腹壁有力,胁肋有抵抗感。

3.桂枝汤合柴胡加龙骨牡蛎汤治疗凌晨汗出

◎案

姜某,女,55 岁。2013 年 4 月 11 日初诊。主诉:近 2 个月来每日凌晨三四点汗出,衣被皆可湿透,伴恶风,肢体怕冷,时烦躁,目涩,乏力,头晕,心悸,纳食欠佳,大便偏干,小便正常。症见:少气懒言,舌淡红、苔薄黄,脉沉弦细。患者因情绪不畅后诸证纷出,证属阴阳失和,气机紊乱,补则助邪,泻则伤正,治以调和阴阳,方用桂枝汤合柴胡加龙骨牡蛎汤加减。

处方:桂枝 10g,白芍 12g,柴胡 10g,党参 15g,姜半夏 9g,白术 12g,炒谷芽 15g、炒麦芽 15g,生龙骨 24g,生牡蛎 24g,浮小麦 20g,糯稻根须 10g,栝楼 15g,甘草 6g,大枣 3 枚,生姜 3 片。5 剂,水煎服。

4 月 18 日二诊:药后汗出缓解,诸症有所减轻,舌淡红、苔薄白,脉沉弦。依法继进,5 剂,水煎服。

4 月 25 日三诊:近 1 周汗出明显减轻,偶烦躁,舌淡红、苔黄白,脉沉弦。用柴胡桂枝汤加减。

处方:党参 15g,柴胡 10g,姜半夏 9g,黄芩 10g,桂枝 10g,白芍 12g,栀子 10g,糯稻根须 10g,甘草 6g,生姜 3 片。5 剂,水煎服。

5 月 2 日四诊:药后无明显不适,嘱其淡泊得失,注意保养。

按 患者因情绪不畅后诸症纷出,究其原因,乃气血阴阳失调所致,主要表现为气机升降出入的紊乱,病机关键在于阴阳失调。凌晨三四点汗出,属于盗汗,亦称作寝汗,多属阴虚。本案患者虽有盗汗,但无阴虚内热之象,却有阳虚卫阳不足之征。卫阳虚弱,不能卫外,人在入睡时卫阳入于阴分,使表阳更虚,不能固密肌表,故津液外泄而致汗出。阳虚无力鼓动脉道,见脉沉细。方用桂枝汤调和营卫,引阳入阴;用柴胡加龙骨牡蛎汤调畅枢机,调和阴阳。用方本旨不在大补大泻,而在巧妙调和,方中出与入、升与降、补与泻协同作用,以调整气机紊乱。方中桂枝透达营卫,祛风散寒,白芍和营敛阴,两药合用,一出一入,调和营卫;取柴胡质轻味辛升散之性,起升阳透邪之效,姜半夏和胃降逆,一升一降,加强调畅气机之效;白芍酸收苦泄,与柴胡同用,白芍有制约柴胡升散之性而无耗伤阴血之弊,二者一散一收,相辅相成,具有促进气血调和之功;党参、白术健脾益气,栝楼宽胸利气润肠,一补一泻,祛邪疏散而不伤正;加生龙骨、生牡蛎平肝敛汗,浮小麦、糯稻根须止汗以治标;炒谷芽、炒麦芽开胃和中。诸药除发挥各自的功效外,还发挥协同作用,皆顺应脾胃肝胆升降之生理,调节全身气机之升降。营卫和调,五脏安宁,病邪则难以侵入,诸疾皆愈。

4. 柴胡加龙骨牡蛎汤与升降散合方治疗皮肌炎

皮肌炎属自身免疫性结缔组织疾病之一,是一种罕见的主要累及横纹肌、以淋巴细胞浸润为主的非化脓性炎症病变。表现为皮肤发红、水肿,肌肉发生炎症和变性引起肌无力、疼痛和肿胀。其可伴有关节、心肌等多种器官损害。

◎案

许某,女,26岁。患者于2006年居住于寒冷潮湿环境一段时间后,自觉两大腿外侧近臀部发痒,挠破后结痂,脱痂后大片紫红,碰水则针扎样疼痛,病情逐渐发展至弥漫性硬肿,蹲起无力,严重时不能自理,不能翻身起床,全身肌肉痛、肿、无力,有血管炎及雷诺现象。于当年4月当地某医院诊断为皮肌炎,肌酸激酶(CK)达14 000U/L,住院治疗3个月后出院,主要采取糖皮质激素和免疫抑制剂疗法。2008年4月再次发作,住院治疗1个月。2009~2010年恢复尚可,但仍有蹲起无力的症状。2011年10月出现皮疹,经检查CK水平再次升高(3 000U/L),未住院,服药治疗,CK及乳酸脱氢酶(LDH)水平仍不稳定,现服甲氨喋呤、来氟米特、强的松、阿尔法 D_3(阿法骨化醇)等药。曾中药治疗数月,针灸治疗50余天,无明显改善,遂来就诊。

2012年8月8日诊见:病情不稳定,不能自主蹲起,膝关节无力,脚踝酸痛胀,肩关节活动差,不能蹦跳、奔跑、穿高跟鞋,左侧偏重;容易疲惫,活动不能灵活连续;脾气暴躁,胆怯易惊,情绪消极低落,易心烦,焦虑;听觉、嗅觉过度敏感;怕热,易汗出,惊吓后尤甚;手足心热,口渴喜饮,饮水量多;喉咙有异物感,时嗳气;月经不调,经前乳头胀痛,量少,色常,无血块;现正值月经期,腰酸软无力;食欲差,自觉口中无味,闻异味干呕;寐差,噩梦多;大便不成形,排便不畅,每日1行,小便多,舌边略有齿痕、苔中后部微黄略腻,左脉不易取、脉数、寸关滑、尺沉，右脉滑数略弦、尺沉。证属少阳三焦气机阻滞不畅，心神不安，兼有气阴两虚，虚实夹杂。当以柴胡龙骨牡蛎汤和解少阳兼以安神，升降散宣达上下，调其升降，并兼顾补其气阴。

处方：柴胡12g，法半夏、太子参、桂枝、茯苓、薏苡仁、黄芩、十大功劳叶、合欢皮、枳壳、竹茹、郁金、牛膝各10g，生龙骨（先煎）、生牡蛎（先煎）各20g，僵蚕、蝉蜕、路路通各6g，生地黄15g，三七粉（每天2次冲服）2g。每天2剂，水煎服。

8月18日二诊：服药5剂，排便增多，大便不成形，肛门灼热，无其他不适，此乃三焦得通、湿热排出之象。上方加大太子参量至30g，继服。

8月31日三诊：患者自觉状态越来越好，皮肤水润，手足心不热，但仍觉疲惫，蹲起无力。患者气血两亏，上方去十大功劳叶、合欢皮，加仙鹤草30g、鸡血藤20g，牛膝改为18g。

9月7日四诊：患者活动逐渐灵活，上肢力量增强，后展幅度接近正常，气力增强，可以穿高跟鞋，连续打扫卫生3小时多不觉累，唯蹲起欠佳，大腿内侧出现血泡。湿气仍在，有外出之象，加当归15g、益母草10g继续治疗。

9月23日五诊：下肢力量增强，可穿高跟鞋走远路，血泡结疤，蹲起速度加快，纳寐好，大便成形。入秋后觉燥，原方加熟地黄15g、山茱萸15g善后治疗。后于医院复查，CK、LDH恢复正常，目前各项情况稳定，糖皮质激素及免疫抑制剂逐渐减量，蹲起力量逐渐增加，精神状态好，对生活恢复信心。嘱其节饮食，调起居，防止复发。

按　皮肌炎是一种罕见的自身免疫性疾病，其病因及发病机制尚不清楚，目前现代医学多采取糖皮质激素及免疫抑制等治疗，但其病程长而多反复，反复发作的患者疗效不佳，药物副作用大。中医学认为，此病虚实夹杂，且患者长期服用糖皮质激素及免疫抑制容易导致湿毒内蕴。如若只以痿证辨治，初起予以补肾强腰膝之剂，效果不佳。此案患者因居处寒湿，致少阳三焦气机阻滞不利，水湿之邪扰则心神不安，兼有气阴、气血两虚之象。柴胡加龙骨牡蛎汤出自张仲景《伤寒论》原文第107条，即"伤寒八九日，下之，胸满烦惊，小便不利，谵语，一身尽重，不可转侧者，柴胡加龙骨牡蛎汤主之。"本方可和解少阳，镇惊安神，通阳化气，补益正气。临床多运用于肝郁、痰饮烦引起的情志类疾病。故以柴胡加龙骨牡蛎汤和解少阳、通畅三焦气机兼以安神治疗本病。

升降散乃清代医家杨栗山所创,为治疗瘟疫毒邪之方。使用升降散化裁乃取其宣达上下、升降之意,僵蚕、蝉蜕升清阳,配黄芩、郁金降浊阴。由于患者兼有气阴、气血之虚,所以后期逐渐加大益气养血之力。同时考虑反复发作、病程日久,加入活血之品。因病情复杂,当兼用多方,故此方略显庞杂。分不同阶段而治,最后取得满意疗效。此病无法根治,但患者年纪尚轻,积极治疗能对提高患者生活质量、树立信心起到积极作用。

5. 柴胡加龙骨牡蛎汤合栝楼薤白半夏汤治疗失眠
◎案

患者,女,50岁。2008年11月20日初诊。睡眠不佳已有2年,近期失眠加重。患者诉每天只能睡四五个小时,而且睡不安稳,多梦易醒,有时必须服用安眠药才能入睡。口干,易烦乱,头晕,气逆干咳,胸闷,心慌不适,舌淡红、苔薄根略厚,脉沉弦细略弱。心电图:窦性心律,偶发室性早搏。中医诊断:不寐。西医诊断:神经衰弱。辨证:肝胆郁滞、心气不足。立法:解郁养神。治以柴胡加龙骨牡蛎汤加减。

处方:柴胡10g,黄芩10g,法半夏10g,生龙骨30g,生牡蛎30g,郁金10g,炒酸枣仁15g,白梅花10g,炒白芍20g,炙黄芪20g,天麻5g,首乌藤15g,百合20g,茯神15g,炙龟板12g(先煎),菊花15g,葛根15g,苏叶梗10g。每日1剂,水煎服,14剂。

二诊:睡眠好转,入睡可,易醒,头晕减轻,胸闷,心慌,口干,苔渐退,脉沉弦细。上方去郁金、白梅花、百合、菊花、苏叶梗,加栝楼皮15g、薤白10g、桑寄生15g、丹参15g、党参20g、川厚朴12g。每日1剂,水煎服,共21剂。药后睡眠转佳,诸症大减,上方加减,巩固疗效。

按 失眠的病因多为情志所伤、劳逸失度、久病体虚、五志过极、饮食不节等,引起阴阳失交、阳不入阴而形成失眠。失眠的病因病机多为心肝血虚,神魂失养;或心脾两虚,气血不足;或心肾不交,水火失济。本案失眠,伴头晕、易烦乱、脉弦,为肝胆郁滞、少阳气机不利。故初诊治疗用柴胡加龙骨牡蛎汤以解郁安神。方中柴胡味微苦、性微寒,疏利少阳经中之邪热,黄芩味苦性寒,清泻少阳胆腑之邪热。半夏味辛性温,辛主散,宣畅气机,味温则能燥湿化痰。肝主疏泄,调畅气机,气机不利,则津液运行障碍,极易导致痰浊饮邪的停聚,所以方中用半夏意义深远。柯韵伯认为半夏在柴胡加龙骨牡蛎汤中具有"引阳入阴,能治目不瞑,亦安神之品,故少用为佐"。甘草既能扶正祛邪,防邪深入,又可以抑制柴胡、黄芩的苦寒之性。龙骨偏于重镇安神,敛浮阳而止汗;牡蛎偏于益阴潜阳,软坚散结;二者相须为用,有益阴敛阳、镇惊安神之功。中医认为,肝主左而肺主右,肝主升而肺主降。患者肝气不舒,肺气不降,肺气上逆,故见气逆干咳。胸闷、心慌,一方面因心之气血不足,另一方面因肝气郁结、痰阻气机、胸阳不振所致。故二诊治疗时,在解郁养神的基础上,化痰宽胸散结。用柴胡加龙骨牡蛎汤合栝楼薤白半夏汤加减。前者重在和解少阳、疏理肝胆气机,若少阳肝胆之气舒利,清阳之气得以上升,则清窍得养,失眠、头痛自会减轻;栝楼薤白半夏汤重在宽胸理气、涤痰降逆,若痰饮得化、胸阳振奋、气机通畅,则胸闷、心悸自会减轻。加黄芪、党参补气,白芍、百合养阴,炒酸枣仁、首乌藤、茯神养心安神,生龙骨、生牡蛎沉降安神。诸药合用能取得很好的疗效。

6. 礞石滚痰丸合柴胡加龙骨牡蛎汤加减治疗癫狂

◎案

患者,男,31岁。2012年5月21日初诊。16岁时因生气、惊吓发病,出现笑骂无常,幻视幻听,时有狂躁、打人、毁物等症状,10余年前在沈阳某医院采取手术治疗,术后已不打人毁物,后就诊于各大精神病医院,均未获得明显疗效。症见:时有狂躁不安,喧扰不宁,时常头痛,痛时患者自己双手紧按太阳穴处,甚至欲撞墙,睡眠时好时坏,食欲差,大便时干时稀,里急后重,口唇干,舌紫、苔薄白干,脉弦滑。张琪教授认为,此乃肝气郁结,肝失条达,气郁生痰,痰火互结,蒙蔽神机;又肝郁化火,炼液为痰,痰火蓄结阳明,扰乱神明;久病气滞血瘀,凝滞于脑,多见痰与瘀互结为患。法当理气解郁,清心泻火,涤痰醒神,益心补肾,潜阳宁神,属虚实并举法,方用礞石滚痰丸合柴胡加龙骨牡蛎汤加减治之。

处方:赭石30g,珍珠母30g,龙骨30g,牡蛎20g,石菖蒲20g,姜半夏20g,枳实15g,胆南星15g,熟地黄20g,山茱萸20g,石斛20g,麦冬15g,五味子

15g,远志 15g,肉苁蓉 15g,巴戟天 15g,炮附子 10g,桂枝 10g,青礞石 20g,甘草 15g。21 剂,水煎服,每日 1 剂,早晚温服。

6 月 11 日二诊:服上方 3 周后,病情有所缓解,症见:服药期间大骂过一次,对周围事物有反应。辨证法同前,上方加柴胡 10g、黄芩 15g、沉香 15g,用于疏肝解郁清火,21 剂,水煎服,每日 1 剂,早晚温服。

7 月 2 日三诊:服上方 3 周后,对周围事物开始有反应,开始偶尔说话,有一点自主性,咯出白色黏痰,未再发生打骂现象,服药期间头痛发作 3 次,饮食增多,睡眠安,大便正常,舌边紫、苔白,脉沉弦。患者癫狂日久,气滞痰凝,影响血运,形成痰瘀胶结,痰为瘀之基础,瘀亦能变生痰浊,痰夹瘀血,形成宿疾,故将该患者癫狂责之为痰浊血瘀而加以辨证论治,加入活血化瘀药物:桃仁 30g,赤芍 20g,丹参 20g,大黄 7g。21 剂,水煎服,每日 1 剂,早晚温服。

7 月 23 日四诊:服上方 3 周后,患者候诊时安静坐于候诊区,就诊时主动伸舌,家属诉其神志略清醒,对周围事物反应良好,筋脉拘急减轻,头痛减轻,仅发作 1 次,癫狂无发作,睡眠安,饮食尚可,二便正常,舌紫、苔薄白滑润,脉滑数。此乃顽痰挟火蒙闭清窍、心窍,扰乱心神,气滞血瘀所致,法当泻火豁痰、疏肝行气、活血化瘀,方拟礞石滚痰丸合癫狂梦醒汤加减。

处方:桃仁 30g,香附 20g,青皮 15g,柴胡 15g,姜半夏 20g,陈皮 15g,木通 15g,大腹皮 15g,赤芍 20g,桑白皮 20g,紫苏子 30g,大黄 30g,甘草 15g,代赭石 30g,青礞石 20g,郁金 15g。21 剂,水煎服,每日 1 剂,早晚温服。

8 月 12 日五诊:服上方 3 周后,患者病情出现反复,又出现大怒、骂人、头痛撞墙现象,睡眠尚可,饮食增多,舌紫、苔薄白。《伤寒论》曰:"伤寒八九日,下之,胸满烦惊,小便不利,谵语,一身尽重,不可转侧者,柴胡加龙骨牡蛎汤主之。"患者虽无伤寒误治病史,但"胸满烦惊,谵语"的症状表现明显,有所好转,头痛发作次数减少,睡眠尚可,大便好转,仍食欲不振,口唇干,舌红、苔薄白干,脉沉弦。据舌脉所谓"烦惊"是指以惊为主,惊的症状很重,结合患者的发病原因辨证论治,将方换回礞石滚痰丸合柴胡加龙骨牡蛎汤加减。

处方:青礞石 10g,大黄 20g,沉香 7g,龙骨 15g,牡蛎 30g,姜半夏 30g,胆南星20g,珍珠母20g,代赭石30g,柴胡20g,丹参30g,香附20g,赤芍15g,桃仁30g,五味子15g,炮附子10g,青皮15g,知母15g,甘草15g。21剂,水煎服,每日1剂,早晚温服。

9月3日六诊:患者服上方3周后,时有神志清醒之时,自主意识增多,对周围事物反应增多,目光逐渐有神,咯吐白色黏痰,头痛未发作,癫狂未发作,睡眠尚可,饮食尚可,二便正常,舌淡紫、苔薄白,脉滑数。据舌脉辨证法同前,上方加枸杞子15g、熟地黄20g、山茱萸20g,用于补肾健脑,30剂,水煎服,每日1剂,早晚温服。嘱其服完后停药观察病情,避免精神刺激,随诊。两个月后随访,患者神志逐渐清醒,目光有神,已能和家人做简单交流,癫狂无发作。

按 癫狂为临床常见的精神失常疾病。本案患者因生气、惊吓后情志不畅,致肝气郁结,肝郁乘脾,脾失运化,水湿内停。又肝郁化火,火热之邪灼津成痰,而形成痰火。痰火蒙蔽清窍,使心脑不相通,神明皆乱,故见笑骂无常,幻视幻听,狂躁不安,喧扰不宁,打人毁物;患者久病,气滞痰凝,气为血之帅,气滞则血瘀,使气血不相顺接,痰瘀胶结,影响血运,心、脑失于濡养,故不仅加重上述症状,而且可见头痛欲裂,夜卧不安。方中柴胡、桂枝、黄芩和里解外,以治寒热往来、身重;龙骨、牡蛎重镇安神,以治烦躁惊狂;半夏、生姜和胃降逆;大黄泻里热,和胃气;茯苓安心神,利小便;人参、大枣益气养营,扶正祛邪。共奏和解清热、镇惊安神之功。方中加入胆南星清热化痰,熄风定惊;香附疏肝解郁,理气调中;珍珠母平肝潜阳,安神定惊;代赭石平肝潜阳,重镇降逆;诸药合用,共奏疏肝解郁、豁痰化瘀、清心化火、醒神开窍之功。

7. 柴胡加龙骨牡蛎汤合酸枣仁汤治疗抑郁症
◎案

患者,女,52岁。2008年10月28日初诊。主诉:情绪低落、失眠半年余,必须服用地西泮片才能入睡,近1周服用安定无效。西医诊断为抑郁症,让其服用抗抑郁药瑞美隆治疗,患者惧怕西药的不良反应,前来就诊。症见:情绪低落,失眠,健忘,对生活没有信心,无故悲伤欲哭,现已没有办法工作,在家休息治疗疾病。舌尖红、苔淡黄,脉沉弦。此患者乃肝郁血热,神失所守。法当解郁安神为要。

处方:柴胡10g,黄芩10g,炒酸枣仁20g,栀子10g,知母10g,生龙骨30g,生牡蛎30g,百合15g,生地黄20g,茯神10g,川芎3g,炙甘草5g。

服药7剂后,患者情绪大为好转,每晚能睡四五个小时,经过半年多的调理后痊愈。

◎案

患者,男,38岁。2009年4月18日初诊。主诉心中烦乱半年余,加重1月余。由于工作原因,经常熬夜至凌晨2点左右,加之家庭矛盾,出现心烦意乱,思维不清,常常彻夜不眠。患者已经不能工作,在家休养治疗。西医诊断为抑郁症,让其服用抗抑郁药,患者阅读药物说明书后,非常恐惧,拒绝服用。经人介绍,前来就诊。症见:心中烦乱,失眠多梦、两眼干涩,头目胀痛,两手颤抖,神疲乏力,胃脘胀满,纳呆便溏,脉沉弦,舌质暗红、舌苔薄白。辨证为肝郁脾虚,治疗当解郁疏肝、养血安神兼以健脾益气。

处方:柴胡10g,黄芩10g,炙甘草6g,生龙骨30g,生牡蛎30g,炒酸枣仁20g,川芎10g,茯神20g,知母12g,菊花15g,首乌藤20g,浮小麦20g,党参20g,炒白术12g。7剂,水煎服,每日1剂,分早晚服用。

医嘱:注意劳逸结合,加强体能锻炼。

4月25日二诊:心态好转,睡眠渐佳,头痛痊愈,食纳增加,大便1日1行,略不成形。药已对证,守方加减。经过3个月的调理,病情痊愈。

8.柴胡加龙骨牡蛎汤合甘麦大枣汤治愈胸闷、憋气、喜悲伤欲哭
◎案

李某,女,55岁。2013年6月29日初诊。主诉:反复胸闷、憋气、喜悲伤欲哭2年,加重10天。患者平素有焦虑抑郁症、偶发房性早搏、偶发室性早搏、甲状腺功能减低症病史。一直服用左甲状腺素钠片62.5μg,每日1次。近2年来经常性因情绪激动出现胸闷、憋气或悲伤痛哭,多处求医而罔效。10天前患者因与人争吵生气后出现胸闷、憋气加重,并痛哭一场,伴头晕,活动后心悸,全身乏力,自服速效救心丸后未见缓解。症见:胸闷、憋气,伴头晕,全身乏力,活动后心悸;偶有咳嗽,痰多,色白质稠,常自汗、盗汗、口干、

口苦,烘热阵阵,偶有头晕,善悲伤欲哭,纳差,每日仅能进食一餐,饥不欲食,食后恶心欲吐,腹胀,急躁易怒,大便 1～2 日 1 行,量少,小便调,眠差,多噩梦,易惊醒,入睡困难,整夜闭眼不能入睡,能小睡 2～3 次,每次约 30 分钟。查体:精神萎靡,双眼周发黑,舌淡暗胖大、苔薄黄,脉弦细。中医诊断:脏躁,证属肝胆郁热、痰热内扰、心神浮越。西医诊断:①焦虑抑郁症;②心律失常,偶发房性早搏,偶发室性早搏;③甲状腺功能减低症。给予柴胡加龙骨牡蛎汤合甘麦大枣汤治疗。

处方:柴胡 15g,黄芩 15g,清半夏 12g,生大黄 3g(后下),党参 30g,茯苓 18g,桂枝 12g,大枣 30g,生姜 10g,煅龙骨 30g,煅牡蛎 30g,磁石 30g(打碎先煎),炙甘草 30g,浮小麦 90g。水煎服,每日 1 剂,分 2 次早晚服用。

患者诉服 1 剂后,大便 1 次,便下大量污浊之物,便下后全身舒服。继续进原方 5 剂,诸症治愈。随访 1 个月,患者生活如常人,胸闷、憋气、喜悲伤欲哭未再发作。

按 本案患者症见胸闷、憋气,眠差,多噩梦,易惊醒(烦惊),入睡困难,全身乏力,活动后心悸,口干、口苦,急躁易怒,大便 1～2 日 1 行,量少,舌淡暗胖大、苔薄黄,脉弦细。符合柴胡加龙骨牡蛎汤的方证,故用之以和解少阳、通阳泻热、重镇安神。运用经方,尽量不加减,用原方原量。如柴胡加龙骨牡蛎汤中的铅丹,因有毒现在药房不备。考虑到铅丹与磁石的药性十分相近,《神农本草经》说"铅丹,味辛,微寒""磁石,味辛,寒",并且磁石在药房常备。故临床上常用磁石替代铅丹,临床效果较用铅丹好。

《金匮要略·妇人杂病脉证并治》说:"妇人脏躁,喜悲伤欲哭,象如神灵所作,数欠伸,甘麦大枣汤主之。"甘草小麦大枣汤方:甘草三两,小麦一升,大枣十枚。上三味,以水六升,煮取三升,温分三服。亦补脾气。本案患者的一个典型症状是喜悲伤欲哭,故用甘麦大枣汤以养心安神,缓急止躁。

三、多法并用

柴胡加龙骨牡蛎汤载于《伤寒论》,一般认为本方证属邪在少阳,因枢机不利使三焦决渎失司、气机壅滞,因而治在少阳。但仔细分析,本方应属小柴胡汤合桂枝去芍药汤化裁,证属三阳同病,而兼见心神浮越、水饮内停的证情,因此应以柴胡加龙骨牡蛎汤三阳并治。以三阳同病的角度解释本方证则更为准确。

1. 柴胡加龙骨牡蛎汤方药分析

考仲景书中,桂枝的用量为一两半的只有两方,分别是柴胡加龙骨牡蛎汤与柴胡桂枝汤。为什么用一两半?在柴胡桂枝汤中,是取小柴胡汤与桂枝汤各一半剂量,桂枝汤中桂枝用三两,一半量则为一两半。柴胡桂枝汤证属少阳兼太阳的轻证,取两方合方减量以治轻证,如桂枝麻黄各半汤法。

在柴胡加龙骨牡蛎汤中,柴胡、黄芩等小柴胡汤的药物组成用量亦减半,由此可推,方中的桂枝,亦取桂枝汤之意。在柴胡加龙骨牡蛎汤中包含了桂枝汤的原方,却为什么没有芍药?是因为在原文中出现了"胸满"一证,仲景习惯胸满时去芍药,即属桂枝去芍药汤之意,以温通卫阳,振奋胸中阳气治胸满。现时一般解释方中的桂枝配茯苓、半夏以通阳化气,去痰化饮,并非仲景原意。方中用茯苓之意,是因小便不利,如真武汤方后加减法云:"若小便利者,去茯苓"(《伤寒论》第316条);四逆散加减法:"小便不利者,加茯苓五分"(《伤寒论》第318条);另在小柴胡汤加减法中:"若心下悸,小便不利者,去黄芩,加茯苓四两"。因柴胡加龙骨牡蛎汤证无心下悸,且水停较轻,所以不用去黄芩,因小便不利而加茯苓。

方中用龙骨、牡蛎,是因为龙骨、牡蛎相配能重镇安神,例如在桂枝甘草龙骨牡蛎汤中治疗"烦躁"(《伤寒论》第118条),桂枝去芍药加蜀漆牡蛎龙骨救逆汤中治"惊狂、卧起不安"(《伤寒论》第112条)。另外,三承气汤证中均见谵语,则柴胡加龙骨牡蛎汤中用大黄之目的在于清热以治神昏谵语。柴胡加龙骨牡蛎汤中用铅丹,由于铅丹在整个《伤寒论》《金匮要略》中只在此出现过一次,未能进行比较,存疑不论。

2. 柴胡加龙骨牡蛎汤证病机分析

综观全方,用药复杂,究竟其方义是什么?先观其条文:"伤寒八九日,下之,胸满烦惊,小便不利,谵语,一身尽重,不可转侧者,柴胡加龙骨牡蛎汤主之"(《伤寒论》第107条)。其中的"胸满烦惊,小便不利,谵语",以上已有讨论,而"一身尽重,不可转侧者"代表什么?在仲景书中关于"不可转侧"

的条文有数处,其中两条曰:"肝中寒者,两臂不举,舌本燥,喜太息,胸中痛,不得转侧,食则吐而汗出也。"(《金匮要略》十一篇第 5 条)"肝水者,其腹大,不能自转侧,胁下腹痛,时时津液微生,小便续通。"(《金匮要略》十四篇第 14 条)在以上两条文中,均出现"不能转侧"的证候,是肝病的独特表现,是由于少阳经受阻,不通则痛而致不能转侧。因此"不可转侧"应是小柴胡汤治疗的证候。再参看《伤寒论》第 219 条:"三阳合病,腹满身重,难以转侧,口不仁,面垢,谵语,遗尿……"这条文首先指出三阳合病的证候,其中的"身重,难以转侧",正与柴胡加龙骨牡蛎汤证的"一身尽重,不可转侧者"一致,两者亦出现"谵语",而这条文出现遗尿,柴胡加龙骨牡蛎汤证则有小便不利。

由此启发,柴胡加龙骨牡蛎汤证与三阳合病的证情类似:因为邪热壅盛,邪在三阳经,因此出现"一身尽重",所以治疗时需要兼顾三阳经;因为邪在少阳经脉而出现"不可转侧",所以以柴胡汤为主方治之;因为邪亦在太阳,但因为"伤寒八九日,下之",误下后表邪已内陷,因胸阳被遏而出现胸满,因此以桂枝去芍药汤治之;因为邪在阳明,出现谵语,因此加大黄以治之;因为阳明热盛,亦可出现"腹满,口不仁,面垢"等证候;因为出现热盛逼使心神浮越,出现烦惊,加龙骨、牡蛎以重镇安神;因为气机不利,水饮内停而出现小便不利,加茯苓以治之。一般认为"合病"是指二三经同时发病,柴胡加龙骨牡蛎汤证则是先病在太阳,而后波及少阳、阳明,当属"并病",《伤寒论》中并无"三阳并病"之说,故此文姑且以"同病"一词,类似"表里同病"之意,表示病同时在三阳。

或问,本方既然包含了桂枝汤,是否在于发汗? 按小柴胡汤加减法中曰:"若不渴,外有微热者,去人参,加桂枝三两,温覆微汗愈。"有表证时则去人参加桂枝,可是柴胡加龙骨牡蛎汤中有人参,且不用温覆取微汗,意不在发汗解表。另外,因桂枝汤中已去芍药,据考证桂枝去芍药汤应属太阳病变证而非兼证,其目的不在发汗解表,可是因本方证病机属上焦卫阳之气不通,按六经区分则仍属太阳病范畴。

3.总结

综上所述,柴胡加龙骨牡蛎汤证,实为三阳同病而兼见心神浮越、水饮内停的证情,以柴胡加龙骨牡蛎汤三阳并治,兼重镇安神、通利小便。相比现在主流的认识,认为该方能"和解少阳,通阳泻热,重镇安神",从三阳同病的角度理解则更为全面。在《伤寒论》第219条后段提示:"……发汗,则谵语;下之,则额上生汗、手足逆冷;若自汗出者,白虎汤主之。"这种三阳同病不应该以发汗或攻下的方法治疗,否则会产生变证,因此以小柴胡汤与桂枝去芍药汤的合方化裁,共奏同治三阳之功。假若见自汗出,则表示三阳合病,邪热侧重于阳明,则应以白虎汤治疗。

第二章　柴胡加龙骨牡蛎汤临证思维

第一节　临证要点

一、柴胡加龙骨牡蛎汤的病机

对本证病因、病机的认识,后世不少注家对本条文义提出异义,指为难以解释。而陆渊雷先生云:"方虽杂糅,颇有疑其不可用者,然按证施治,得效者多,经方配合之妙,诚非今日之知识所能尽晓也。"陆渊雷之论绝非虚言,验之临床,确有其实。本证以少阳兼烦惊之神志证为主,此乃少阳不和、气火交郁、胆气不疏、心神被扰、神不潜藏而见胸满烦惊、心烦不安、小便不利等。

司银套对于柴胡加龙骨牡蛎汤之病机的整理与归纳,分别叙述如下:

1. 从少阳论治(这里的少阳既指胆,又指三焦)

(1)上热下寒

《灵枢·本输》云:"少阴属肾,肾上连肺,故将两脏。"心火居上,使肾能得火之助而阳气旺;肾水居下,不断上升而润肺心,使心火得肾水之滋养而阴阳平衡。若胆气不舒,三焦郁滞,心火不能下交肾水,肾水不能上济心火,则下焦寒甚而上焦火炎。所以但补其火则冰炭难温,但清其热则寒邪更甚。因此,必与疏胆气、理三焦、交心肾之法,才能使上焦之火下降,而下焦之寒冷消失。

（2）津液不下

《伤寒论》第230条云："阳明病，胁下硬满，不大便而呕，舌上白苔者，可与小柴胡汤，上焦得通，津液得下，胃气因和，身濈然汗出而解。"柴胡加龙骨牡蛎汤方中含有小柴胡汤，其所治之"津液不下"与该条文所述有异曲同工之妙。

（3）营卫不调

本方所含小柴胡汤可畅达肝胆三焦之气，《灵枢·本脏》早有"三焦膀胱者，腠理毫毛其应"之说。仲景有云："上焦得通，津液得下，胃气因和。"倘若三焦气机通利，营卫之气也随之而调和，仲景所言"身濈然汗出而解"即为营卫调和的最佳表现。因此，本方可用于治疗三焦不利导致的营卫不和之诸病。

2. 从肝论治

本方可用于肝的脏腑、经络、气化为病，取其疏肝之功。中医有"肝主筋"之说，本方治疗筋脉之病变，正是中医整体观念的体现。临床上常用于治疗寒湿郁滞于筋脉、筋脉拘急不利的病证。

3. 病情复杂，和而治之

此类疾病首先要符合三焦不利、上热下寒之病机。在此前提下，或有痰滞，或有水饮，或有湿热，或有肝郁，或虚实并见，需和而治之。总之，临证运用该方时需辨明病因病机，才能做到灵活、恰当、有的放矢，从而达到事半功倍的效果。

综合历代医家对于柴胡加龙骨牡蛎汤之见解，认为伤寒八九日，表证未罢而误用下法，正气受损，至邪犯少阳。因少阳枢机不利，表里三焦之气不和，故出现了一系列复杂的病症。邪陷少阳，少阳之经循胸胁，布胁下，气机阻滞则胸满；少阳相火上炎，加之胃热上蒸，心神被扰，神明不安，故轻则心烦、重则谵语；三焦枢机不利，决渎失职，则小便不利；阳气内滞，郁而不达，故一身尽重不可转侧。"烦惊"乃神志证。其义有二，一为惊之甚也，一为心烦而惊。本证意在突出一个"惊"，即惊恐不安。这是一个精神症状，常表现为胆小怕事、易惊易恐之象。按中医"形神合一"的观点，此症与胆的关系十分密切。邪犯少阳，胆气郁滞，胆火上炎，心神被郁所致。治用柴胡加龙骨牡蛎汤和解少阳，安神定志。

方以小柴胡汤和解少阳，清肝胆之热；去甘草之滞腻，以防留邪；加龙骨、牡蛎及铅丹，镇惊止烦而安神；桂枝、大黄、茯苓祛邪清热，利小便，使少阳气和，三焦通利，其邪可解，诸证可愈。

本方柴胡加龙骨牡蛎汤具有理肝、化饮、调阴阳、和荣卫、助升降、和肝胆、镇惊止悸等功用。在临床应用时会各种作用而互相协同发挥，但又有所偏重。本方柴胡加龙骨牡蛎汤所治之证，其脉必弦，此乃肝胆三焦气机郁滞的基本表现。所谓的兼证是相对于主证而言的，即相对于某一疾病的典型症状，此乃应用此方的切入点。它是肝胆三焦气机郁滞在症状上的基本表现，如头晕头痛，面赤，心烦，口苦，咽干，目眩，舌苔黄白等。主证是该类疾病的典型症状表现，因此要紧扣主证，并找出此类症状与病机的具体联系。譬如临床应用本方来治疗梅尼埃病时，本病即属于中医"眩晕"的范畴。《素问·至真要大论》有"诸风掉眩，皆属于肝"的说法。而《丹溪心法·头眩》则偏主于痰，有"无痰则不作眩"的主张。这就为从肝、从痰论治本病提供了理论基础。本病首先考虑到与筋有关，而肝主筋，此方有很好的理肝作用，根据此理便抓住了治疗本病的根本。

二、柴胡加龙骨牡蛎汤证病位主要在肝胆、心、脾胃

肝的病变主要反映在疏泄失常，气机逆乱，精神情志变异，消化功能障碍；肝不藏血，全身失养，筋膜失濡，以及肝经循行部位经气受阻等多方面的异常。胆的病变主要反映在影响消化和胆汁排泄、情绪活动等的异常。本方证症状中"烦躁、头晕目眩、口苦、胸满闷、情绪不宁、易惊、肢体震颤、头摇"等多为肝胆病变所致。

心之病变主要反映在心脏本身及其主血脉功能的失常，心神的意识思维等的精神活动的异常，本方证症状中"眠差、多梦、心悸、记忆力减退、言语错乱"等多为心系的常见症。脾的病变指运化、升清功能失职，胃的病变主要反映在受纳、腐熟功能障碍及胃失和降。本方证症状中"纳少、恶心、呕

吐、脘腹痞闷、大便溏泻"为脾胃病变的主要表现。

《伤寒论》中本方证论述太阳表证误下后所致邪气弥漫、虚实夹杂、表里俱病的变证及其治法方药,病位以少阳胆与三焦为重心,而从现代临床中,柴胡加龙骨牡蛎汤证病位主要涉及肝胆、心、脾胃等脏腑。

三、柴胡加龙骨牡蛎汤证以肝郁为主,兼有痰热

1. 从症状上分析

本方证主要症状为眠差、烦躁、头晕、口苦、便秘、胸满闷、纳少、多梦、心悸。肝主疏泄,能调畅气机、疏泄胆汁,促进胃肠消化,调节精神情志。情志不遂,肝气郁结,肝郁化火,邪火扰动心神,心神不宁则眠差、多梦、心悸;肝失疏泄、气机郁滞则胸满闷;肝失条达,肝郁化火,肝阴耗伤,风阳易动,上扰头目,发为头晕;气郁化火,肝性失柔则烦躁易怒;肝火夹胆气上溢,则口苦;肝气横逆犯脾,脾气虚弱则纳少;便秘为肝火内炽之象。

次要症状为口干、情绪不宁、头痛、易惊、面红、情志抑郁、小便黄、耳鸣、自汗、咽干、记忆力减退、癫痫、肢体震颤、大便溏泻、言语错乱、目眩、头摇、恶心、脘腹痞满、呕吐、消瘦。肝气郁结,气郁化火,火邪灼津则口干、咽干、小便黄,火热逼津外泄则自汗;肝失疏泄,气机不得畅达,则情绪不宁,肝气不疏,气滞痰凝,则情志抑郁;肝失条达,胆气不宁则易惊;肝火炽盛,循经上攻头目,则头痛、面红;肝热移胆,循胆经上冲于耳,则耳鸣;肝气郁结,气不行津,津聚为痰,肝风夹痰蒙蔽心神清窍,则出现记忆力减退、癫痫发作、言语错乱;肝郁化火生风,风阳暴张,窜经入络,扰动经脉,则肢体震颤、头摇;肝失条达,气机不畅,气机阻滞则脘腹痞闷,横逆犯脾胃,则恶心、呕吐、大便溏泻。《素问·大奇论》谓"肝雍,两胠满,卧则惊",《素问·刺热论》有"肝热病者,小便先黄……胁满痛,手足躁,不得安卧"的记载,由此可见以上症状多与肝有关。

2. 从舌脉上分析

舌脉象方面,六种舌色虽均有涉及,但以舌红、舌淡红为主,舌苔以黄、腻、薄为最多。红舌主实热、阴虚,腻苔主痰浊,黄苔多主热证。说明柴胡加

龙骨牡蛎汤舌象表现以痰热为主。大多数脉象虽均有记载,但以弦、细、滑为主要脉象。弦脉多见于肝胆病,痰饮细脉主气血两虚或痰湿内阻;滑脉多见于痰湿、实热等病证。由脉象可知,柴胡加龙骨牡蛎汤主要以肝气郁滞、痰热内阻为主。

从柴胡加龙骨牡蛎汤的现代临床应用可知,目前本方主要应用于精神及神经系统疾病,症状主要以眠差、烦躁、头晕、口苦、便秘、胸满闷等或伴神志异常多见,病因多以情志不畅及内伤杂病为主,病机以肝失疏泄、痰热扰心为要。

四、柴胡加龙骨牡蛎汤以疏肝泻热、化痰、安神

现代柴胡加龙骨牡蛎汤药物使用依次为:龙骨、牡蛎、柴胡、黄芩、半夏、茯苓、大黄、桂枝、党参、大枣、生姜。龙骨镇静安神、平肝潜阳,牡蛎平肝潜阳、软坚散结,两者共用镇肝胆而止惊烦;柴胡疏肝理气,解肝气郁结;黄芩清肝胆之热;大黄清泄郁热;半夏、生姜燥湿化痰,和胃降逆;桂枝通阳化气;茯苓渗湿兼以宁心安神;党参、大枣顾护脾胃之气。全方清温攻补并施,共奏疏肝泻热、解郁化痰、重镇安神之效。

五、柴胡加龙骨牡蛎汤加味以补虚药、安神药、清热药、平肝熄风药为主

柴胡加龙骨牡蛎汤加味药物以补虚药、安神药、清热药、平肝熄风药四类药物为主。主要加味药物依次为:甘草、酸枣仁、石菖蒲、白芍、茯神、远志、栀子、黄连、首乌藤、郁金、丹参、胆南星、合欢皮、陈皮。补虚药以甘草、白芍为最多,甘草调和诸药,白芍养血敛阴,平抑肝阳,用于肝郁日久,化火灼阴,阴血亏耗所致症状;安神药以酸枣仁、茯神、远志、首乌藤、合欢皮为多见,取其养心解郁安神、祛痰清窍等效,用于不寐、郁证、经断前后诸证、癫痫等疾病。清热药以栀子、黄连为主,加强清热泻火除烦之力;加用平肝熄风药,取平抑肝阳之功,用治肝阳上扰致不寐、眩晕等;取熄风止痉之效用治肝阳化风之颤证、肝风夹痰之癫痫等疾病;主要加味药物郁金行气解郁,清心窍;丹参除烦安神,调经;胆南星清热化痰,平肝熄风定惊;陈皮理气燥湿化

痰。由以上加味药物使用情况可知,柴胡加龙骨牡蛎汤以疏肝泻热、清热化痰、安神为主要功效。

综上所述,现代柴胡加龙骨牡蛎汤多用于情志不畅或内伤杂病所致疾病,其病位主要涉及肝胆、心、脾胃等脏腑,病机主要以以肝失疏泄、痰热扰心为主,治疗的疾病以精神及神经系统多见,中医主要以心、肝两系统疾病为主,此外妇科更年期综合征的治疗也常用此方。

第二节　制方机制

一、转枢启阳

本证乃邪犯少阳,少火被郁,枢机不利,并非邪结少阳之胸胁苦满痞硬,故予以半量小柴胡汤,转枢启阳,宣畅气机,使内郁之邪枢转外出。正如刘渡舟教授所言:"小柴胡汤擅开肝胆之郁,能推动气机而使六腑通畅,五脏安和,阴阳平衡,气血调谐……郁开气活,其病可愈。"

柴胡:《本经疏证》曰:"其随阳气始生而萌,至阴气既平而萎,其质柔软,全有合乎少阳之义。此所以为半表半里和解之剂,能助胆行上升生发之气……畅郁阳以化阴滞……是以无结不解,无陈不新,譬之春气一转,万化改观。六气因郁而升降之机阻者,将可并用柴胡以转其枢乎。"柴胡为半表半里和解之剂,能升发胆气,胆气条达则五脏六腑随之宣化,少阳郁滞得以疏解,枢机运转,则诸郁结得散,气血条达,阴阳冲和,寐则自安。

黄芩:《医学衷中参西录》云其"善入肝胆清热,治少阳寒热往来。兼能调气,无论何脏腑,其气郁而作热者,皆能宣通之",《本草求真》云"邪在少阳胆经,得此以为清理",且"枯者清上焦之火……实者,凉下焦之热"。黄芩清肝胆、三焦之火,胆与三焦同属少阳,少阳之火得清,则枢机和畅,且黄芩味苦,性寒,而主降,与轻清升散之柴胡相配,一散一清,一升一降,以条达郁气,清散郁火,使少阳枢机功能恢复,气机升降出入无碍。

半夏:《名医别录》言:"消心腹胸膈痰热满结。"《本经疏证》云其"味辛气平,体滑性燥,辛取其开结,平取其止逆,滑取其入阴,燥取其助阳,而生于阳长之会,成于阴生之交,故其为功……使正气自阳入阴",正如《黄帝内经》所述"卫气行于阳,不得入于阴,为不寐,饮以半夏汤,阴阳既通,其卧立至,是也"。半夏能消痛散结,又能燥湿化瘀、降逆止呕,疏通阳气出入之路,助阳入阴,故可治"阳不入阴"之不寐。且半夏、生姜味辛能散,可助柴胡疏解少阳之郁滞。人参、大枣味甘而补中,一则鼓舞胃气以助少阳枢转之力,二则提早顾护脾胃之气,以防少阳邪气内传。

二、清化痰火

《证治要诀·不寐》有"有痰在胆经,神不归舍,亦令不寐……唯当以理痰气为第一要义"一说,指出痰是失眠的重要发病因素。《本草经疏》云:"黄芩,主诸热……疗痰热,胃中热。"牡蛎咸湿有软坚化痰清热之力,且龙骨、牡蛎能豁肝胆之惊痰,张锡纯称其为"治痰之神品",三者配合共起清化痰火之用。

三、通阳化气

因少阳三焦气化不利,津气失调,水气弥漫,痰由内生,故方中桂枝与茯苓相配,通阳化气行水,以绝生痰之源;且膀胱气化不利而见小便不利,但又未至五苓散证之"消渴、水逆",故取五苓散中的桂枝等,以通阳化气利小便,且茯苓兼可宁心安神。

其中,桂枝:《长沙药解》言:"桂枝,入肝家而行血分……最调木气。升清阳之脱陷,降独阴之冲逆……入肝胆而散遏抑……能止奔豚,安惊悸。"桂枝入肝,善调肝气,肝胆一气,肝气得疏,胆气亦条达,则全身气机通畅;且桂枝可降池阴之冲逆而安惊悸。又《本经疏证》云:"能于阴中宣阳,故水道不利……多借其宣化。"桂枝通阳又利水,与茯苓相配,共助少阳三焦之气化,使津液输布正常,痰池不生,邪不扰神则寐安。

茯苓:《本经疏证》云:"主胸胁逆气,忧恚惊邪知悸……利小便。"又云:"夫气以润而行,水以气而运,水停则气阻,气阻则水瘀。茯苓者,纯以气为用……如随气之阻而宣水(茯苓甘草汤);随水之游而化气(五苓散)……凡此皆起阴以从阳,布阳以化阴,清升独降,下行外达……"茯苓淡渗利湿,通调水道,使水停、水游得化,津道流行;且茯苓兼可宁心安神。此外,因水为痰之本,湿为痰之动,茯苓兼可利水行湿而除痰,则阴阳出入之道通。

四、泻热和胃

因少阳枢机不利,火气内迫胃腑,胃气失和,腑气不通,其燥热之气上扰心神,症见谵语,但此乃腑实初结,气滞不甚,故只取承气汤证之大黄,泻热和胃;《本经》云:"大黄,下瘀血……破癥瘕积聚,荡涤肠胃,推陈致新,调中化食,安和五脏气。"少量大黄,使散漫之热得清,郁闭之结得去,推陈致新,一身之气得畅。诸药相合,使少阳枢机通利,少阳郁火得伸,肝胆气机畅达,胸中烦满得解,三焦气化通利,痰瘀不生,少佐大黄而使湿热之气下行,进而使全身气机条达通畅,阴阳出入的道路通畅,阴阳得以相交,神魂各安其位,卧寐得以安然。

五、重镇安神

《注解伤寒论》言:"龙骨、牡蛎、铅丹,三者收敛神气而镇惊;其中,龙骨入肝敛魂,有收敛止脱、镇惊安魂之妙;牡蛎可散内结之热,又主惊恚怒气;铅丹体重而性沉,走血分,坠痰祛怯,镇惊安神。"故三者合用共起重镇安神、定惊止烦之用。

第三节　与类方的鉴别要点

《伤寒杂病论》中仅有一处提及癫痫的治疗，即《金匮要略·中风历节病脉证并治第五》中之风引汤，"风引汤，除热癫痫。"但是在论中不少条目都有精神神志症状的描述与治法方药。《伤寒杂病论》是中医临床辨证论治的奠基之作，症状是中医临床辨证论治的基础，从论中精神神志症状的论述与治疗中，可以看出仲景对神志病的治疗着重于心、肝、胆。心阳虚烦躁证，用桂枝甘草龙骨牡蛎汤温补心阳、潜镇安神；心阳虚惊狂证，用桂枝去芍药加蜀漆牡蛎龙骨救逆汤温补心阳、镇惊止狂；热入血室、谵语证，用小柴胡汤以泄胆平肝；或热郁少阳、胸满烦惊证，用柴胡加龙骨牡蛎汤转胆枢、清痰热，则惊定神安。

后世多以小柴胡汤治疗精神神志疾病，《伤寒论》中对此早有论述。原文第96条"伤寒五六日中风，往来寒热，胸胁苦满，嘿嘿不欲饮食，心烦喜呕……小柴胡汤主之。"成无己注："默默，静也。邪在表，则呻吟不安；邪在里，则烦闷乱……默默者，方自表入里，在之间也。"言语虽不甚准确，其意却明，所以默默不欲启语者，由少阳枢机不转也。柯韵伯则明言："胆气不舒故默默。"对于热入血室，医家多喋喋于结何处，不知此处仲景所重者在枢转胆枢以治热结，非在血结。原文第144条"妇人中风，七八日续得寒热，发作有时，经水适断者，此为热入血室。其血必结，故使如疟状，发作有时，小柴胡汤主之。"联系上下文，此处亦应有神志异常。《伤寒论》凡言某方主之，皆某方之主证，凡需斟酌者，皆启宜某方。则此可知，此处用小柴胡汤者，以热入血室亦小柴胡汤的主治症。伤寒论中治血证的方药亦为数不少，如桃核承气汤、抵当汤、桂枝茯苓丸、温经汤、胶艾汤之类，则知仲景非不善用血药者也。且上下文互参，第143条、第216条，皆仅刺期门，随其实而取之。《黄帝内经》治血结，皆以刺血络，出血。此则又一例证，此处仲景所重在枢机不转，胆肝之内结。则小柴胡汤泄胆之郁火，开少阳胆枢之结，以治神志病。

《伤寒论》运用小柴胡汤类方治疗神志病以及后世大量应用柴胡加龙骨牡蛎治疗精神神志病的良效验案提示有必要对其机制进行探讨。辨证论治是通过四诊，辨明疾病的病因、病性、病位和邪正关系，然后予以治疗，而绝非"但见一证"，或几证就可以对疾病诊断治疗，故仅凭借几个症状来判断是否应用柴胡加龙骨牡蛎汤，不但束缚本方的灵活运用，亦增加了疗效的不确定性。

第四节　临证思路与加减

临床医者运用经方的形式多以临证化裁为主，或以原方进行加减，或以经方与他方合用。如此运用经方，则可使经方更为适合具体病证，其应用范围也更为广泛。其用方规律可概括为如下几点：

一、以辨证为主，辨证与辨病相结合是运用经方的基本思路

中医的精髓，一般认为是辨证论治与整体观念。无论何病，需要辨证才能进行治疗。如不寐病证，不讲辨证，是无从治疗的，必须辨明其属何证，是心肾阴虚、阴阳不交，还是肝气郁结、痰热内扰，或是肝血亏虚、血不藏魂等，才能出治法方药，也才能有好的疗效，此即同病异治。又不寐与躁狂证，若其证同属郁热内扰心胸之栀子豉汤证，则治法方药相同，此即为异病同治。辨证论治是中医的特色，也是同病异治或异病同治的基础。

但若认为中医治病只讲辨证、不讲辨病，则是对中医的一种误解。中医治病必须辨病与辨证相结合才有突出的疗效。中医名家金寿山认为中医治病当辨病与辨证相结合：只有辨病，才能掌握疾病发展的规律；只有辨病，才

能体现出中医治病具有整体观念。辨病施治，是认识和解决每一疾病的基本矛盾；辨证施治，是认识和解决疾病过程中的主要矛盾。只有在辨病的基础上辨证论治，才有全局观。

《伤寒论》历来被公认为是辨证论治的经典著作，而《金匮要略》则可说是辨病与辨证相结合的典范。可见仲景亦讲求辨证与辨病相结合。《伤寒论》虽为辨证论治，但首先亦辨病，如其六经分证即以首辨其病，每篇命名均以六经病命名，如太阳病脉证并治、少阳病脉证并治。因每一经病皆有其生理病理特点，如太阳主开，其病多为太阳经气不得宣发，治疗以汗法为主，助太阳经腑之开合之功。如同为烦躁证、大青龙证，病属太阳，烦躁虽因内热，但治不以清泻为主，而以开宣腠理、宣发郁阳为主，方中虽用石膏，但从麻黄的用量而言，方中主药则为发汗之麻黄；小柴胡汤证，为少阳病，心烦喜呕虽为胆热内扰，但不以清利为主法，而以和解少阳枢机为法，虽用黄芩，但与柴胡合用，同治半表半里之证。可见，辨病为治病之首务。又如百合病，为阴虚内热证，但不可见有如寒如热之症，即见邪祛邪。因其病总属邪少虚多之证，只可见阳救阴，见阴救阳，不可攻之；只可以百合平淡之药为主药，临床治疗病证，均需辨证，辨证确定，才能出治法方药。《伤寒论》为辨证论治的第一本书，仲景之方药，处处示人以辨证之法。

因此在应用经方之前，必须辨明每一经方所包含的病机和主证，只有这样，才能做到准确地应用经方，使经方发挥其应有的疗效。简而言之，辨病可知疾病的基本病因病机，如癫痫病是由痰浊随肝风上扰所致，因此祛痰饮和熄风止痉是其不变之常法。辨证则可知疾病的当前具体病机，可根据具体表现辨证，而出更适合当前具体病机的治法方药。辨病则可知其常，辨证则可知其变。知常则能达变。因此在辨病的基础上辨证，使治法方药更具体，而又更具有全局观。

二、方证相应是临证选用经方的基本原则

方剂的适应证，即简称为方证。某方的适应证，即称为某方证，如桂枝汤证、小柴胡汤证、白虎汤证等。胡希恕教授认为"方证是八纲六经辨证的

继续,亦即辨证的尖端"。方证相应是辨证的一个高级阶段,中医治病有无疗效,其关键就在于方证是否对应。因方证较之证型更为直接,它具有定性、定量和实践检验性质,所以运用经方治病较之其他辨证方法有更好的疗效。"执一法,不如守一方"说的就是用方证相应来辨证用药方,较之于某一治法来说更为具体,对疾病更具有针对性,其疗效也就更为突出。仲景对每一方证均给出了主要的症状,如大青龙汤方证主证为发热恶寒、身痛身重、无汗出而烦躁;桃核承气汤证的主证为少腹急结,小便自利,其人如狂;临床只要见到某方的主证即可某方治疗,则临床应用也更易于把握。如胡希恕治病,均以某方证来辨,如其将肺炎常见的辨证用药归纳为几个方证,如麻黄汤方证、大青龙汤方证、小柴胡加生石膏汤方证、大柴胡加生石膏汤方证、大承气汤方证,每一方证均给出主要的症状,根据不同的临床表现和病程的不同阶断,给予不同的方药来治疗,则治疗更为灵活和有效。

　　运用经方治疗心神疾病,也当以方证相应作为最主要的用方依据,如伤寒烦躁,为外感发热性疾病所致,其病机均为热扰心神,治法为清心除烦而安神。此治法无从告诉我们该用何方治疗,若从方证相应的方法来用方的话,则较为容易。临床可根据与烦躁相伴的其他症状来确定其证为何方证。如发热、不汗出而烦躁则为大青龙汤方证,呕而心烦或胸满而烦则为小柴胡汤方证,烦渴而小便不利则为五苓散证,心中悸而烦则为小建中汤证。而辨方证是否对应,则可从病机及主证两方面来确定。

1. 紧扣方证中所对应的病机

　　徐灵胎曾说:"方之治病有定,而病之变迁无定,知其一定之治,随其病之千变万化而用之不爽。"(《伤寒论类方·序》)

　　经方古已有之,如何用古老的经方来治疗现代疾病,关键是要紧扣经方所治病证的病机。只要病机相同,即可用相应的经方治疗。

　　如抑郁症是现代病名,临床表现多样。若其病机符合肝胆郁结、枢机不利,即可用小柴胡汤来治疗;若其病机符合气血亏虚、阴阳俱虚,则可用小建中汤治疗;若其病机为阴阳俱虚,肝旺脾虚,寒热错杂,即可用乌梅汤来治疗。

　　又如精神分裂症,虽然表现各异,但若其病机为热与血结于下焦,即可用桃核承气汤治疗,而其病因可能为外伤所致,亦可能为手术后瘀血未尽所致,或在女子表现为与经期密切相关,虽病因各异,但病机相符,皆可用桃核承气汤治疗。

2. 抓主证,用经方

抓主证,用经方是经方临床应用的重要辨证思路。仲景对每方所治的病证,均指出了其主证,而主证相对于其他症状而言,是最能表现疾病病机的,而与病机相比,又更为具体和直观。当代伤寒大家刘渡舟曾说:"主证是辨证的关键,反映了疾病的基本变化,是最可靠的临床依据。"抓住了主证,就能更深入地理解汤证的病机;抓主证用经方,见是证而用是方,从而扩展经方的应用范围。

三、师其法而不泥其方,针对具体病情化裁运用是临床运用经方的主要形式

1. 师其法而不泥其方

仲景之方,理法方药兼备,配伍严谨,一病有一主方,一方有一主药。仲景常以方示法,而法即体现在药物的应用上。运用经方必先理解方中所包含的理法,确定每一治法中所用的主药,才能够灵活自如地应用经方。如小柴胡汤,其主药有三组,分别为柴芩药对、姜夏药对、参甘枣药对。柴芩药对为和解少阳、解少阳枢机之法,姜夏药对为散水饮、降逆止呕之法,参甘枣为补正气、助邪外出之法。其中最重要的药对则为柴芩药对,其余药物则可根据具体的病证选择是否应用或予以增减。若正气不虚,则可不用人参、甘草;若口渴则不用半夏;这在《伤寒论》小柴胡汤方后的加减法早已明确指出。但柴胡和黄芩却是一定要用的,否则便不为小柴胡汤。用经方常强调"师其法而不泥其方",但若不知仲景用药之法,以为方内有柴胡即可称为小柴胡汤,可谓差之千里。

2. 把握配伍、药量与功效的关系

经方是前人临床经验的积累,选药精当,配伍严谨,因此在用方时要注意经方各药的剂量及配伍。如大青龙汤为伤寒表郁之烦躁证主方,其中麻

黄的用量为六两,为麻黄汤中用量的两倍,而石膏用量仅为鸡子大。因此方重在发汗,而不在清热,故麻黄用量较大。若不解原方立方之意,而以为热盛而烦,重用石膏,则会牵制麻桂的发汗之力,致汗不出而烦不解。又如小柴胡汤中柴胡用量为八两,而人参、甘草的用量则为三两,此方重在疏利肝胆,以疏为主,若柴胡用量小,或参、草用量更甚于柴胡,则小柴胡汤就不能发挥其疏利肝胆、畅利枢机的功用。

3. 用方在于用药,用药即为用方

在后世运用经方之时,还有另外一种方式,即虽不用仲景原方,但在组方之时,常取仲景方中主药组方,此用药实为用方。如张彩萍,自拟逐瘀安神汤(桃仁、红花、当归、生地黄、何首乌、赤芍、牛膝、桔梗、柴胡、枳壳、首乌藤、生龙骨、珍珠母、五味子)治疗失眠证,其随症加减法:兼肝郁化火加栀子,兼痰热内扰加黄连、半夏、竹茹,兼阴虚火旺加龟板、黄柏,兼心脾两虚加党参、酸枣仁。此案虽为自拟方治验,但其方中用药及方后加减,无不有经方之例。如柴胡、枳壳同用为四逆汤之疏肝之法;郁热化火加栀子,为仲景栀子豉汤清宣郁热之法;痰热内扰加黄连、半夏为仲景半夏泻心汤之苦辛并进、辛开苦降之法。

4. 针对复杂病机,合方运用,是临床提高疗效的重要方法

《素问·至真要大论》云:"奇之不去则偶之,是谓重方。偶之不去,则反佐以取之,所谓寒热温凉,反从其病也。"意即对复杂病证,单用奇方或偶方不能奏效时,应采用重方或反佐法治疗。合方治病即是重方治病的体现,这也是仲景用方的一个重要特色。在《伤寒杂病论》中处处可见合方用药的范例,如治疗太阳少阳合病的柴胡桂枝汤,用治表郁轻证的桂枝麻黄各半汤;治疗表有小邪、内有郁热的桂枝二越婢一汤等。

5. 融汇新知,发皇古义,是拓展经方运用的重要途径

经方是一千多年前的古方,在古在今都有"古方不能治今病"的说法。而经方之所以历久不衰,不仅因其用药精当,配伍严谨,疗效卓著,更在于后世医家不懈地探索经方之深意,扩大其病机主治,同时不断地将对疾病的新的认识融入经方的应用中去,使其能更好发挥治今病的作用。如经方的化

裁运用,经方与时方合用,均是融汇新知于经方的范例。

例如柴胡桂枝温胆定志汤就是数方合用的一个方剂,有经方与经方的合用,也有经方与时方的合用。临床常用其治疗抑郁症。抑郁症是现代医学中的病名,其主证与小柴胡汤中的"嘿嘿不欲饮食"相类,故将小柴胡汤作为治疗抑郁症的主方。

现代医家认为肝胆气虚、少阳之气不得升发与抑郁症的发病有密切关系,而方中柴胡、桂枝之辛味药可助少阳之气升发,同时桂枝、甘草有温助心胆之气的作用。抑郁症又与痰浊蒙蔽心神有关,因此又以温胆汤清热化痰,清胆宁心;而抑郁症中常见的焦虑之症又与心胆气虚、气血亏虚有关,因此以定志汤补益气血,镇心安神。

此方剂数方合用,正是医家将对抑郁症的认识融入经方,将针对不同病机的方剂合用,才能恰合抑郁症的复杂病机,临床才有显著的疗效。

因原方药味较多,适用症状繁杂,故临床应用上常根据症状加减变化,通过统计,本研究中发现其中有以下规律。

(1)失眠重者加远志、茯神、酸枣仁。因烦躁不能入眠者,加黄连、栀子等清心以安神。既助柴胡、黄芩清热,又助龙骨、牡蛎以安神。

(2)烦躁重者加栀子、知母、栝楼等。既可清热除烦,又可化痰。

(3)神志不清者加石菖蒲开窍醒神,加胆南星以增加半夏化痰之功。

(4)气滞血瘀之症明显者,如舌青紫、脉滞涩,加郁金、川芎、香附、丹参等。

(5)胸胁满闷重者,加陈皮、枳实、栝楼、丹参、川芎等,宽胸理气散结以助柴胡梳理气机。

(6)眩晕重者,加代赭石、天麻以平肝,且代赭石兼可降气止呕。本次研究加味药中以补虚药最多,但其中甘草一味占52.35%,且均作为使药,调和药效,用量小。故本方剂的药物加减中,应以安神药为最。清热、补虚、活血、理气、化痰、平肝等药,随症加减。

第三章　临床各论

第一节　内科疾病

一、消化系统疾病

1. 胃炎

慢性胃炎系胃黏膜的慢性炎症性病变,以淋巴细胞核浆细胞的浸润为主,嗜中性粒细胞和嗜酸性粒细胞可存在,但量少,以胃痛为主要症状,常伴有进食后上腹饱胀不适,无规律性隐痛、嗳气、泛酸、烧灼感、食欲不振、恶心、呕吐等,属中医"胃脘痛""胃痞""痞满""嘈杂"等范畴。中医认为本病系胃气郁滞,气血不和,发病常与情志不畅、饮食不节、劳累、受寒等因素有关,与饮食、情绪变化等因素也关系密切,其病机为肝、脾、胃脏腑功能失调。脾升则健,胃降则和,而脾胃的生理功能又有赖于肝的疏泄调节。若肝气郁结,横逆犯胃克脾,则可导致慢性胃炎的发生。《本草纲目》云:"黄芩苦平……疗痰热,胃中热……下气。"柴胡配黄芩,可共调中焦气机升降。诸药配伍,标本兼治,共奏疏肝解郁、益气健脾之功效。现代社会人们因精神因素发病的越来越多,慢性胃炎治疗除药物内服外,更应注意饮食、情志、劳逸的配合调理,如减轻思想负担、避免过度紧张和情绪不宁,避免过饥过饱,饮食忌过冷过热及刺激性食物。

医案精选

◎案

某患,女,65岁。2006年4月29日初诊。患者上腹部不适2年,加重1周。近1周来胃部不适伴失眠,头晕,口眼干燥,大便秘结。每晚需服1粒舒乐安定方能入睡4小时左右,服麻仁丸后方能排便。近期胃镜示:慢性浅表性萎缩性胃炎伴肠上皮化生。生化检查提示:三酰甘油、总胆固醇偏高。处以柴胡加龙骨牡蛎汤。

处方:柴胡10g,黄芩6g,制半夏10g,党参10g,茯苓20g,肉桂6g,制大黄5g,龙骨10g,牡蛎10g,干姜6g,大枣20g。7剂,每日2剂。

5月7日二诊:胃部不适、失眠、便秘等情况改善较为明显,头晕仍有,但较以前好转,原方14剂继服。

按 柴胡加龙骨牡蛎汤出自《伤寒论》:"伤寒八九日,下之,胸满烦惊,小便不利,谵语,一身尽重,不可转侧者,柴胡加龙骨牡蛎汤主之。"这里的胸满,可看为柴胡证的胸胁苦满;烦惊,可看成精神不安,紧张,惊悸,睡眠障碍等精神症状;谵语,可看作语言思维的障碍等。因此此方常用于慢性胃炎伴紧张、焦虑、易惊恐、严重失眠等表现的患者。黄煌教授将柴胡加龙骨牡蛎汤比喻为中医的镇静剂,堪称中医天然的"安定"。临床上失眠和慢性胃炎常可互为因果,因此黄煌教授从治疗患者的失眠入手,不单治疗患者的胃病,更主要的是抓住了患者的体质因素,整体调理。这也进一步印证了柴胡加龙骨牡蛎汤针对表现为郁证的慢性胃炎患者有镇惊安神、疏肝解郁之效。

2. 慢性腹泻

◎案

李某,男,工人。平素胃肠功能差,畏寒,饮食稍有不慎即腹泻,每日2~3次。腹泻近4年,求医多处,吃药无数未见明显好转。症见:溏泄,每遇生气或精神紧张等情志因素时腹泻加重,甚则1日大便5次,有泡沫,肠鸣明显,舌质淡红、苔薄白、脉沉弦。给予柴胡加龙骨牡蛎汤加减治疗。

处方:柴胡15g,桂枝、焦白术、半夏、党参、木香、防风、补骨脂10g,白芍、煅龙骨、煅牡蛎各30g,茯苓20g,黄芩6g,生姜5g。6剂。

服6剂后大便每日1次,稍溏,腹痛明显减轻。效不更方继服6剂,大便正常,腹痛消失。再予中成药参苓白术丸、逍遥丸口服,1年后随访未见复发。

按 肝木郁滞,横克脾土,则腹泻腹痛。以柴胡加龙骨牡蛎汤加减治疗,较用痛泻要方、参苓白术丸效果明显。方中煅龙骨、煅牡蛎安神定志,固涩止泻,配合大剂量的柴胡疗效很好。补骨脂对无论何种证型的慢性腹泻均可增强疗效。

3. 异嗜症

有些儿童特别喜食煤渣、土块、烟头、火柴、毛发、纸张、毛线以及金属玩具或床栏上的油漆,这种现象医学上称为异食癖或异嗜症。此种儿童多表现出食欲低下、偏食及营养发育状况低下、贫血等;通常好发年龄为1~3岁,也可达学龄前期,男性儿童多见。异食行为主要表现患儿自觉或不自觉持续性地咬食一些通常人们认为是非食物和无营养的物质,并引以为乐。一般先咬然后吞食,也有些患儿在口中咬嚼后吐出。患儿一般消瘦,也有些营养不良,症状具有顽固性和持续性的特点,虽然异食行为被阻止,仍喜欢偷偷进行;多数患儿性格怪异,常伴有行为和情绪障碍。异嗜症的合并症因吞食异物的种类不同而不同,常见的合并症有肠梗阻、贫血、缺锌、铅中毒、肠道寄生虫病等,此外经常异食可导致营养不良。

西医认为,儿童异嗜症主要与寄生虫病及微量元素锌、铁、维生素等的缺乏及喂养方式、饮食习惯、家庭社会环境、精神心理等因素有关。

儿童异嗜症,属中医"疳证""积滞""厌食症"范畴。本症多因乳食不节,喂养不当,病后失调以及先天禀赋不足所导致。临床上多表现为不同程度的形体羸瘦、生长发育迟缓、头大颈细、四肢软弱、腹部胀满等症,以脾疳为常见。"疳皆脾胃病,亡津液所作也。"儿童脏腑柔嫩,脾胃容易受伤,脾胃损伤则导致消化吸收及运化功能障碍,水谷精微不能正常输布全身脏腑、肌肉、四肢百骸,影响生长发育及脏腑功能,以致百病丛生。

中医认为本症多由于体内寄生虫(钩虫、蛔虫等)产生毒素引起。据《幼幼集成·虫痛证治》记载"内有虫,必口馋好甜,或喜食泥土、茶叶、木炭之类",详细地观察到本病异嗜食症状。寄生虫寄生于肠道,扰乱胃肠气机,或虫栖肠中,大量吸收人体精微,导致气血虚弱,生湿蕴热,湿热困脾,脾胃失和,则见嗜食异物。因此,由虫毒感染引起的异嗜症,病机主要表现为湿热虫毒、脾虚湿滞、气血两虚。

医案精选

◎案

孙某,男,4岁。7月4日初诊。患儿从1岁半起嗜食异物,如泥土、煤渣、纸张等,经驱虫药、肥儿丸、王氏保赤丸等治疗异嗜症状日见加重而求诊。症见:面色萎黄,风池、气池色紫,心烦易怒,夜卧不宁,食纳可,大便干,舌边尖红、舌苔白间黄,脉弦。诊断为异嗜症。辨证属痰火内扰、肝胃不和所致。治宜疏肝和胃、清心化痰。方取柴胡加龙骨牡蛎汤加减。

处方:醋柴胡、姜半夏、黄芩各6g,黄连3g,茯苓10g,桂枝、大黄各3g,生龙骨、生牡蛎各10g,石菖蒲6g,远志、莲子心各3g。3剂,每日1剂,水煎服分3次服用。

7月8日二诊:夜卧转安,异嗜症状仍在,原方再进7剂。10剂药后来诊,异嗜症状明显减少,大便调,守方再进7剂,异嗜止,诸症平复,半年后随访未见复发。

按 异嗜症是儿科常见病症,临床多从虫积、疳证等治疗,疗效欠佳,郑启仲取柴胡加龙骨牡蛎汤加减而获良效。该方本是张仲景为伤寒误下、邪热内陷而设方剂。异嗜患儿用柴胡加龙骨牡蛎汤治之,旨在从痰论治,以清心化痰、疏肝和胃立法,并特别重视面部望诊,尤其是面部风池、气池的望诊,借鉴《医宗金鉴·幼科心法要诀》"风气青惊紫吐逆"之论。刘弼臣注释:"这里的风,是指风池,在眉毛下面;这里的气是指气池,在眼睛下面。"(医宗金鉴·《幼科心法要诀白话解》)郑启仲临床观察发现,风池、气池的变化可反映多种病症,且多为脾胃病症。风池属脾,气池属胃,其变化反映全身气血的虚实,对诊断脾胃疾病及全身疾病都有十分重要的意义。本案患儿风池、气池色紫,说明脾胃积热,故加黄连伍黄芩、大黄以清泻心胃之火,火清则痰消,痰消则神静,神静则无异嗜矣。故患儿异嗜2年余,用柴胡加龙骨牡蛎汤疏肝和胃、宁心安神,取黄连、莲子心清泻心火,加石菖蒲、远志,伍大黄、黄芩、黄连以化痰除烦,药切病机,见效神速。

二、心脑血管疾病

1. 心脏神经官能症

心脏神经官能症(cardiac neurosis,CN)),也被称为功能性心脏不适,是由于自主神经功能紊乱所引起心血管诸症,同时伴有神经症的其他部位症状,多在情感创伤或情绪紧张后发作或加重。此外,过度劳累或日常生活缺乏适当的锻炼,使循环系统缺乏运动,稍有劳累就无法适应,也可能因为心血管系统疾病的过度反应而致病。因为中枢神经系统功能紊乱,影响了交感神经和迷走神经,从而引起心血管功能障碍,导致一系列的交感神经兴奋症状。例如心悸、心前区疼痛或胀闷不适、恶心、气短、头晕、乏力、血压一过性升高、心率增快,偶尔会发生期前收缩或阵发性室上性心动过速,大部分患者还伴有失眠多梦、烦躁、多汗、焦虑或抑郁等症状。当交感神经张力过高,心脏起搏点自律性增加,心肌的兴奋性增强,心室传导加速,复极发生变化,患者的心电图 ST – T 段改变,使得临床上易误诊为冠心病或其他结构性心脏疾病。

本病多发生在年轻人和中年人,常见于女性,尤其是更年期妇女。通过传统文学和大量的临床观察,心脏神经官能症更多的归结为"心悸""怔忡""胸痹""惊悸""郁证""脏躁""虚劳"等疾病的范畴。

医案精选

◎案

金某,女,31 岁。1997 年 5 月 11 日初诊。患者病前有劳累及轻度感冒史,后感乏力、心悸胸闷不适,曾在外院查 EKG,提示 Ⅱ、Ⅲ、AVF 导联 ST 轻度压低、T 波低平。疑诊病毒性心肌炎,建议住院。患者听说患心脏病后,极为紧张,夜寐不安,虽经辅酶 Q10、心血康、维生素 C、能量合剂等治疗,却诸症加重。现心悸欲脱,胸闷、胸前区隐痛,持续数小时不缓解,惊恐不安,全身乏力,气短、深吸气后方舒,失眠多梦。舌质淡暗、苔薄腻,脉细涩。查体征无特殊,EKG 基本同前,查血 CPK、LDH、T3、T4、TSH、肝功能及二维心脏彩超等皆正常。排除心脏器质性疾病的可能,首先解除患者的思想顾虑。

中医辨证系心脾两虚,气阳不足,气滞痰阻,心神不宁。治以补益心脾,行气化痰。方选柴胡加龙骨牡蛎汤化裁。

处方:柴胡10g,白芍10g,煅龙骨20g,煅牡蛎20g,茯神15g,生姜3片,姜半夏10g,大枣10g,桂枝10g,生铁落30g(先煎),人参6g(另炖),炙甘草10g,黄连3g,黄芪15g。5剂,每日1剂,水煎服。

服药后症状明显好转,原方去黄连再进7剂,症状逐渐消失,继服5剂巩固。1个月后查心电图正常,身健上班。

按 心脏神经官能症的治疗以调整心脏阴阳气血的平衡为原则,即所谓"阴平阳秘,精神乃治"。方中柴胡、白芍疏肝柔肝,调畅气机;桂枝温通心阳;龙骨、牡蛎、生铁落(替代原方中铅丹)收敛,以安浮越之心神;人参、黄芪、生姜、大枣、炙甘草益气健脾,养心安神;气郁化热,以黄连替代黄芩清心经之热;气郁生痰,以半夏燥湿化痰。诸药寒温并用,攻补兼施,使心脾健旺,阳气旺盛,气畅痰消,则心神安宁,诸症告除。临床运用时可根据患者的体质及不同病因,予以加减。如肝火偏旺者,可酌加山栀子、赤芍等;心脾气虚者,可加黄芪、白术等;肝肾阴虚者可加生地黄、枸杞子、阿胶配黄连以滋水清肝;脾肾阳虚者可改生姜为干姜,另可酌加肉桂;虚烦不寐者可加柏子仁、琥珀等。

2. 冠心病

冠心病为临床心血管科常见疾病之一,主要是由冠状动脉粥样硬化使管腔狭窄或闭阻导致心肌缺血、缺氧而引起的心脏病,为动脉粥样硬化导致器官病变最常见的类型。冠心病是危害中老年人身体健康的主要疾病之一,在我国发病率约为3%。但患者对症状常带有主观随意性,体征不多,心电图变化较大,经常会发生误诊和漏诊的情况。随着大规模临床试验研究结果的公布和诊治技术的进步,人们对冠心病的认识不断深化,临床检查手段也日益丰富,核素心肌扫描、冠状动脉造影等为冠心病的诊断提供了新的依据,尤其是冠状动脉造影以其直观准确、可靠的特点,被公认为诊断冠心病的金标准,但是一些检查对技术、设备等要求较高,且有一定的风险性,花费较多,这就要求医务工作者正确评价和选择检查手段,以期用经济、无创的手段来达到正确诊断的目的。

此病归属于中医"胸痹""心痛"的范畴。胸痹心痛主要是指由于患者体质虚弱,正气亏虚,气滞、痰浊、血瘀、寒凝等病理因素导致的心脉痹阻不通,是以膻中及左胸部发作性闷痛为主要临床表现的病证。轻者稍感憋闷或不适,重者呈压榨样绞痛,甚则有濒死感。对于胸痹心痛的症状描述最早载于《黄帝内经》,《灵枢·五邪》记载"邪在心,则病心痛",意思是外邪侵犯心脏,如寒凝心脉,可以导致心痛。

医案精选

◎案

患某,女,67岁。2008年5月因冠心病行心脏冠脉搭桥及主动脉瓣置换术,同年11月心电图示:心房颤动。2008年12月30日发作性心慌心悸,胸闷眩晕,眼前发黑,至医院急诊。平日血压可突然持续升高,收缩压时而高至140~150mmHg,时而降至90mmHg。

患者动则气喘,大便不成形且频次不规律,体重缓慢下降,多次因头昏头晕到医院输液。既往高血压病史30年,每日服用单硝酸异山梨酯、缬沙坦、氢氯噻嗪、螺内酯、美托洛尔、华法林、辛伐他汀。2009年4月6日初诊时见患者面色暗黄,缺乏光泽,舌暗淡,脉弦滑,为胸痹心阴阳两虚证。烦躁,晚上必服用地西泮方能入睡,但仍早醒。患者诉心理压力很大,医生说仍有70%不规则管腔狭窄。予柴胡加龙骨牡蛎汤合栀子厚朴汤加减。

处方:柴胡12g,黄芩6g,制半夏12g,党参12g,肉桂6g,桂枝6g,茯苓12g,制大黄6g,龙骨12g,牡蛎12g,栀子12g,厚朴12g,枳壳12g,干姜6g,大枣15g。

半月后复诊大喜,睡眠明显改善,可不依赖安定,大便时有成形,药后从未出现心慌至不可控制并去急诊的状况。嘱其原方续服,症状好转后可减量,可自行调整药量,3日服2剂。

按 患者以反复出现的严重惊恐惊悸发作为主证,伴明显躯体症状。柴胡加龙骨牡蛎汤方中柴胡剂调利枢机,疏泄肝胆;龙骨、牡蛎镇惊安神,平肝潜阳;桂枝、茯苓振阳化气,利水安神;大黄清肝化浊。该方解郁定惊,镇静安神,调和脾胃。现代药理实验表明,该方可调节中枢神经活动,保护心血管,防治动脉粥样硬化,抗焦虑,抗抑郁,并改善睡眠。临床选用该方考虑适应证患者多体形中等,面色暗黄或青黄,神情抑郁,胁下肌肉坚紧且有抵抗感,主诉多,情绪及躯体症状波动大,多伴睡眠障碍,大便不正常,便秘或腹泻,脉多弦。

3. 心律失常

心律失常即心脏搏动的频率或节律异常。中医称为心悸,主要指患者自我感觉心中悸动,惊惕不安,不能自主。中医学对心悸病机的认识不外痰、火、虚、瘀四端,故《中医内科学》心悸辨证分型为心虚胆怯、心血不足、心阳不振、阴虚火旺、水饮凌心、瘀阻心脉、痰火扰心七个证型,中医学认为心肝关系密切。《血证论》云:"肝属木,木气冲和条达,不致遏郁则心脉得畅。"《医宗必读》指出:"肝位居膈下,其系上络心肺。"《明医杂著·医论》曰:"凡心脏得病,必先调其肝肾二脏,肾者心之鬼,肝气通则心气和,肝气滞则心气乏,此心病先求于肝,清其源也。"这些论述为心律失常从肝论治指明了方向。

肝郁气滞是本病的主要原因,通过心肝两者之间的联系,了解到人体全身的血脉贯通,如乾气能运坤旋转,江河流注,一有不通则成病,气行血行,肝的疏泄促进血液的运行。若气机郁结,血液停积瘀滞则成瘀血,心脉不通,则发心悸;气能行津,气行津布,肝的疏泄促进津液的输布代谢。若肝气郁结,亦会导致输布代谢障碍,形成水湿痰饮之患,阻遏胸阳,痹阻心脉,影响心主血脉,而发心悸。从肝论治心律失常,治疗中着重以疏肝解郁气为主,使肝脏的生理功能得以发挥。肝脏疏泄功能正常,气机畅达,阴阳和调,心脏得养,则心气畅通,气血调和,百病难生,心悸不作。

医案精选

◎案

张某,男,48岁。1989年12月5日初诊。主诉:心悸,胸憋烦躁3日,伴咯吐黏痰。患者素有风湿性心脏病、二尖瓣关闭不全伴狭窄病史。3日前因劳累感冒而致心悸加重,心中惕惕然动摇而不得安静,心神恍惚,躁扰不宁,曾在本地服地高辛等药,其症不减,有不能承受之感,来院求治。临诊所见:面色苍白,气短倚息,口唇发绀,张口抬肩,青筋怒张,堵闷不适,呕恶欲吐,食少腹胀,双足虚浮,舌质暗红、苔黄腻,脉促,乍动乍止。听诊:心律不齐,心音强弱不一,心率118 次/分,心界向左下方扩大,二尖瓣可闻及收缩期四级杂音及舒张期隆隆样杂音。急查心电图:P 波消失,代之以大小不等与形态不整齐的 F 波,心室率快而绝对不规则,诊断为:心房颤动。此劳累外感,引动宿痰,阻滞心气,气滞血瘀水停之危候。急拟加味柴胡龙骨牡蛎汤加琥珀6g(冲服)、葶苈子12g(包煎)以发表清里,化痰顺气,镇心安神,祛瘀利水。药进 2 剂,诸证大减,续予 15 剂而脉转规律,诸症消失。心电图示:P 波复常,心电图大致正常。随访 2 年,心房颤动未复发。

　　按《血证论·怔忡》说:"心中有痰者,痰入心中,阻其心气,是以心跳不安。"本证的病变部位在心,特点为虚实相兼,以虚为主。邪实以痰饮内停及瘀血阻络为常见。因此,益气养血,滋阴温阳,化痰涤饮,活血化瘀及养心安神为治疗怔忡的主要法则。加减柴胡龙骨牡蛎汤加琥珀、葶苈子清肺利水,强心镇惊,外以解表,内以清里,竟收全功。

4.高血压病

　　高血压病是现代医学病名,中医的疾病多以症状命名,中医学认为,高血压病属"眩晕""头痛""中风""肝风"等范畴,其中以"眩晕"更具代表性。肝者,将军之官,厥阴风木之脏,其性主升主动,体阴而用阳。《素问·至真要大论》云"诸风掉眩,皆属于肝",认为眩晕为肝阳上亢、扰动清窍所致。若肝郁日久化火,肝火上扰,或肝阳上亢,升发过及,上扰清窍等,皆可出现眩晕。《素问·六元正纪大论》曰:"木郁之发,甚则耳鸣旋转。"又有《临证指南医案·眩晕》论述:"经云诸风掉眩,皆属于肝,头为六阳之首,耳目口鼻皆系清空之窍,所患眩晕者,非外来之邪,乃肝胆之风阳上冒耳。"长期郁怒太过,过及化火,风阳上扰,清窍失养,或阴阳平衡失调,阴亏于下,阳亢于上,或肾阴不足不能涵木,肝失所养,以致肝阴不足,阴不维阳,肝阳上亢,肝火内动,发为眩晕。

　　就临床和历代医家文献总结来看,高血压病肝阳上亢所致的眩晕,可分为偏实、偏虚两类。肝阳偏亢、风阳上扰型,偏于实者,因肝火上炎,口苦口赤,烦躁易怒,其治疗以平肝熄风为主,加龙胆草、夏枯草;肝肾阴虚、风阳上冒型,证象似实,本质偏于虚,伴口涩耳鸣,腰膝酸软,其治疗以滋养肝肾之阴为重,加枸杞子、何首乌、生地黄;而肝肾阴亏、心肾不交者,清窍失养是导致眩晕发生的关键,每因肝肾阴虚,阴不制阳,相火妄动,致使阴阳失调、心肾不交,属虚实错杂之证,伴失眠心烦、手足麻木等症,其治疗以疏肝养心为主,加黄连、阿胶。柴胡加龙骨牡蛎汤方中柴胡、黄芩疏肝解郁,清热理气;桂枝温经通络化气;半夏、茯苓燥湿健脾化痰;龙骨、牡蛎滋阴潜阳、平肝定眩;党参、大枣益气升清。全方共奏疏肝解郁、温经通络、滋阴潜阳、平肝定眩之功。

医案精选

◎案

患某,女,58 岁。1995 年 8 月 10 日初诊。患者 2 年前患有急性肾炎等病,近年来忙于工作,由于过度劳累,血压持续在 170/110mmHg,经常服用复方降压片等药,无显效,血压虽有所下降,但觉头痛、眩晕且日益加重,乃转中医院内科治疗。症见:眩晕,目赤耳鸣,头痛且胀,需他人搀扶而行,夜寐多梦,口苦咽干,纳少、大便干。测血压 180/115mmHg,舌微红、苔黄腻,脉弦有力。西医诊断为高血压病。中医诊断为眩晕,证属肝火亢盛。治宜清肝泻火。方用柴胡加龙骨牡蛎汤化裁。

处方:柴胡 12g,党参 12g,黄芩 12g,半夏 12g,龙骨 20g,牡蛎 20g,大黄 6g,茯苓 12g,青皮 10g,陈皮 10g,龙胆草 10g,山栀子 12g,豆豉 12g,石决明 20g,生姜 3 片,大枣 5 枚。水煎服,5 剂。

中药服完后,症状稍有好转,血压下降为 160/105mmHg,大便已正常,苔薄微黄,脉弦滑。

二诊:于上方中加入白蒺藜 15g,继服 5 剂。服药后症状消失,精神焕发,查血压 140/85mmHg,舌红、苔薄白,脉弦细。嘱西药降压片停用,效不更方,上方继服 6 剂善后,随访半年,血压正常。

◎案

患某,男,63 岁。2000 年 10 月 13 日初诊。患者形体肥胖,近年来每次查体均发现其血压高,有时达 210/120mmHg,无任何自觉症状,纳可,二便正常。经某医院诊断为高血压病,给予治疗处理。病情虽有好转,但经常反复,再加患者未遵医嘱服药,血压一直持续升高。此次体检血压 210/120mmHg,症状明显,症见形体肥硕,肢麻耳鸣,头晕头痛,眼睛胀涩,近几天眼前发黑,舌胖而淡、苔薄黄,脉弦滑。西医诊断为高血压病。中医诊断为眩晕,证属阴虚阳亢,气机阻滞。治宜平肝潜阳,理气调郁。方用柴胡加龙骨牡蛎汤化裁。

处方:柴胡 12g,党参 10g,黄芩 12g,半夏 12g,茯苓 12g,青皮 10g,陈皮10g,龙骨 20g,牡蛎 20g,石决明 20g,枳壳 12g,大黄 6g,川牛膝 12g,生姜 3片,大枣 5 枚。水煎服,6 剂,嘱戒烟酒

服药后血压逐渐下降,临床症状相继缓解。

二诊:查血压 150/95mmHg。嘱停一切降压西药,坚持口服中药,1 个月后测血压 140/90mmHg。继之又服中药 30 剂,以资巩固。1 年后随访血压未再升高。

按 方中柴胡疏肝气、清肝热;黄芩清肝胆之热;党参、茯苓、大枣在于养血宁心安神,治惊悸烦躁;半夏化痰。总之,柴胡加龙骨牡蛎汤功能是清肝热、疏肝气、清化痰热、宁心安神,故用于治疗肝火亢盛型之高血压病,是颇为合适的。

柴胡加龙骨牡蛎汤近年来为临床治疗高血压病所重视,可逐步推广应用。在运用本方治疗高血压病时,不论是肝火亢盛型,还是其他证型,经适当配伍其他药物仍可应用。如临床应用时,若肝火较甚者,可加龙胆草、栀子;阴虚阳亢者可加钩藤、天麻;阴阳两虚者可加枸杞、杜仲;痰湿壅盛者合温胆汤同用。总之,本方治疗高血压病,经临床随症配伍化裁后,无不应手取效,疗效甚佳。

三、神经系统疾病

1.抑郁症

抑郁症是一种常见的情绪障碍,它是指持久的抑郁状态,伴情绪低落、躯体不适和睡眠障碍等症。其临床表现多种多样,既有情志异常,又有躯体症状,最常见的表现有:情绪低落,兴趣减退或丧失,精力不足,注意力下降

和睡眠障碍,自主神经功能紊乱等各种表现。中医学并无抑郁症的病名,相关描述散见于"郁证""脏躁""百合病""梅核气""怔忡""不寐"。

柴胡加龙骨牡蛎汤源自于《伤寒论》第 107 条"伤寒八九日,下之,胸满烦惊,小便不利,谵语,一身尽重,不可转侧者,柴胡加龙骨牡蛎汤主之"。太阳病,伤寒八九日,本应汗解,反而下之伤正气,以致邪入少阳,表里俱病,形成虚实夹杂之证。病邪从太阳传入少阳,邪壅少阳,经气不舒,故见胸满,即总感胸闷不适,喜太息,得一长呼吸后而舒,气逼难以直呼深吸,或似气短难以接续。肝郁气滞津凝,积聚成痰湿,日久化热,扰乱心神,故见烦、惊、谵语,即见终日思虑无穷,忧患不止,烦虑不已,或稍有风吹草动即心惊肉跳,惊恐不安,在外胆怯,在家烦躁,甚至稍有不顺则声粗骂詈,甚至动粗,或常做噩梦。表邪误下,少阳枢机不利,肝气郁结,易导致三焦失职,水道不通,故小便不利,即时时小便,但量不多,夜尿要 3～5 次,其实患者大便也不痛快,不秘也不泄。"一身尽重,不可转侧"仍全身困重乏力感,甚至感到虚弱至极。其在《伤寒论》中只出现过两次,但是肝病的独特表现,是由于少阳经受阻,不通则痛而致不能转侧。原方含有柴胡、黄芩、人参、桂枝、茯苓、半夏、大黄、龙骨、牡蛎、铅丹、生姜、大枣。本方集小柴胡汤、桂枝汤、大柴胡汤、小定志丸、茯苓甘草汤于一体,具有疏肝解郁、和解少阳、通阳泻热、镇静安神作用。

◎案

某,男,32 岁。2012 年 4 月 21 日初诊。自诉近来多愁善感,焦虑胆怯,不愿与人交往,嗜睡梦多,多疑敏感,妄想,工作压力大,智力与工作能力减退,性功能偏低,口干口苦,纳可,小便量多,大便干结,小便调,舌薄黄而腻,脉缓。曾西医诊断为妄想型精神分裂症,服用奥氮平、舒必利,症状未见改善。此病辨证为肝郁气滞,痰热扰心,治宜疏肝解郁,清热化痰,宁心安神。予柴胡加龙骨牡蛎汤加减。

处方:柴胡 10g,黄芩 10g,法半夏 10g,茯苓 20g,陈皮 10g,竹茹 10g,枳壳 10g,远志 10g,桂枝 10g,生牡蛎 30g(先煎),生龙骨 30g(先煎),甘草 15g,麦芽 30g,生大黄 5g(后下),琥珀粉 10g(冲服)。共 14 剂,嘱每日 1 剂,1 剂分 2 次温服。

二诊:服上药后,精神转佳,焦虑悲伤减轻,仍在服用西药,舌苔黄腻较前减轻,脉稍滑。上方去麦芽、龙骨,加用大枣 10g、小麦 30g、石菖蒲 10g、龙齿 30g(先煎),共 10 剂。

三诊:服上药后睡眠改善明显,大便黏少滞,舌稍淡紫、苔薄,脉弦。继用上方服用 14 剂。并嘱其早、晚服用六味地黄丸。

四诊:患者精神状态渐佳,性格外向乐观,多与人交流,睡眠改善,大便初泄黏腻,后大便成形,舌质稍暗、苔薄腻,脉不弦。西药已逐渐减量 1/4。

拟处方如下:①仍以上方加减服用汤剂;②做药丸:柴胡 10g,黄芩 10g,法半夏 10g,茯苓 20g,陈皮 10g,竹茹 10g,枳壳 10g,远志 10g,生牡蛎 30g,生龙齿 30g,甘草 10g,麦芽 30g,制大黄 5g,琥珀 10g,小麦 30g,石菖蒲 10g,党参 15g,黄精 20g,生地黄 15g,丹参 15g,山药 15g,山茱萸 10g,礞石 10g,沉香 3g,合欢皮 10g,太子参 10g,黄连 3g,共 14 剂。

服上药后患者各项症状均明显改善,并已停服西药,恢复正常生活,并于今年喜得一子。

按 患者平素工作压力大,肝郁气滞,日久致痰火扰心,心神不宁,从其舌脉可知。曾庆明以柴胡加龙骨牡蛎汤化裁,和解枢机,清热化痰,宁心安神,切合病机,辨证准确,临床收到满意效果。该类痰火证之神志性疾病,可在柴胡加龙骨牡蛎汤的基础上加用温胆汤或黄连温胆汤清热化痰以祛邪达标,能较好地改善患者症状。在疾病后期,主要以正虚为主,曾庆明予其药丸收尾,扶正祛邪,标本兼顾,缓图其功,故得其良效。

2. 癫痫

癫痫,又称痫症、羊痫风,是因脏腑受伤、神机受累、元神失控而导致的精神疾病,主要症状为突然意识丧失,发则仆倒,不省人事,两目上视,口吐涎沫,四肢抽搐,或口中怪叫,移时方醒,一如常人。明代鲁伯嗣《婴童百问》中说:"发痫者,小儿之恶病也。幼小血脉不敛,骨气不聚,为风邪所伤,惊怪所触,乳哺失节,停滞经络而得之。其候神气怫郁,瞪眼直视,面目牵引,口噤涎流,腹肚膨紧,手足搐掣。"这段话明确地指出了癫痫病的发病原因和临床症状。中医生理认为"肝主筋""面目牵引""手足搐掣",筋病也,责之于肝。肝性刚,最忌刚药压制,宜育阴潜阳,以柔克刚,因势而利导之,用张仲景《伤寒论》中的柴胡加龙骨牡蛎汤最为合拍。

风火痰瘀是癫痫发作的重要病理因素,且风火痰瘀多相互搏结,相兼为病。痰乃津液停聚奎积而成。痫证之痰时聚时散,聚则上逆而奎塞心窍,则痫证作矣,散则病止。痰本浊阴之质而具沉降之性,欲成升逆之变,须借气逆火炎之势,痫证之痰多与风火相兼。人体津血同源,津凝成痰,血聚成瘀,两者常相兼为病,中医理论认为"久病必有凝痰聚瘀"。痫证本为痼疾,故常痰瘀互结。现代医学证明痰浊证与瘀血证在微循环改变上有共同的变化,自由基损伤是两者产生的缘由。故四者可以同治,临证当辨孰轻孰重。津凝成痰,血聚成瘀,气逆为风,郁而为火。小柴胡汤调胆畅一身之气,气顺则风火痰瘀皆散。《神农本草》云"龙骨主惊痫",后世本草也谓"牡蛎消血"。龙骨、牡蛎不但重镇安神,兼以化痰活血。大黄活血瘀,茯苓利水化痰,两者相合痰瘀同治。桂枝通阳,助大黄、桂枝活血祛痰。铅丹所以镇摄上逆之阳,兼以安神。故柴胡加龙骨牡蛎汤调通胆腑,调胆枢,一身之气畅,风火痰瘀散而痫证不痫矣。

医案精选

◎案

田某,男,14 岁。患者于 3 年前因突然受惊,当时即出一身冷汗,神志清醒。半日后,突然昏倒,全身抽搐,5 分钟左右自行缓解,日发 10 余次。西医诊断为癫痫,治疗 1 年后病情无减轻。到医院就诊时,已日发 20 余次。初诊时正在切脉,忽见患者手足抽动,口吐白沫,约 5 分钟缓解,醒后对发病过程全然不知。舌苔微黄,脉弦滑。脑电图检查有阳性表现。

辨证治疗过程:此病时发时止,止如常人,故考虑惊则气乱;患者平时健康,只因突受惊恐而致气血逆乱,神魂不藏,心不舍神,故神昏;血不养肝故抽搐。只需调畅气机,使气血和平,神魂即安,抽搐可止。故选用柴胡加龙骨牡蛎汤。

处方:柴胡 12g,黄芩、大黄、生姜各 6g,半夏、桂枝、铅丹(包煎)、茯苓各 9g,党参 15g,生龙骨、生牡蛎各 30g(先煎),大枣 7 枚。5 剂,每日 1 剂,水煎服。

服药 2 剂后,发作次数减少;5 剂后不再发作,即去铅丹,加朱砂 1g

(冲),又连服 10 剂,以后改朱砂安神丸继续服用 10 余天。随访 3 年未再复发。

按 癫痫属中医"痫病"范畴。临床上多选用柴胡加龙骨牡蛎汤用于治疗因惊恐所致的肝气郁结、气机不畅、气血逆乱、神魂不藏之痫病效果显著,主要取其和解少阳、调畅气机、镇心安神之功。本方为小柴胡汤之变方。方中柴胡、黄芩清解肝胆之郁热,调畅气机;加桂枝配柴胡使内陷之邪得从外解;加龙骨、牡蛎、铅丹镇肝胆、安心神、止烦定惊;茯苓安神定志;半夏、生姜化痰以开心窍;病久重用党参,益气扶正;大黄清内热、和胃气以治痫。另外,依据其临床兼证之不同灵活化裁,每获良效。因方中铅丹有毒,每剂用量一般不要超过 9g,用布包煎,以防止药粉直接入口,连续服用不能超过 9剂。体虚或有慢性肝肾疾患者忌用铅丹。

3.精神分裂症

精神分裂症属中医"狂病""癫病"范畴,其中忧郁型精神分裂症属"癫病",其主要临床表现为神情抑郁、沉默呆痴、语无伦次、静而少动,又随病程久暂、病情轻重等有不同表现,如喃喃独语、妄言妄语、幻觉幻听、神思恍惚等。本病以肝(胆)、脾(胃)功能失调为主要病机,兼气、痰、火、瘀扰乱,影响脏腑功能而成。因心主神明,故受诸邪侵犯,首当其冲;肝藏魂,胆主决断,若受干扰,则藏魂与决断失职;脾主运化,本为生痰之源,复为痰湿所困,日久生化乏源,气血亏虚,则虚实并见。徐灵胎《伤寒论类方》谓柴胡加龙骨牡蛎汤"此乃正气虚耗,邪已入里,而复外扰三阳,故见症错杂,药亦随症施治,真神化无方者也",又按云"此方能下肝胆之惊痰,以之治癫痫必效"。

医案精选

◎案

李某,女,18 岁。患者初中毕业后,未考取高中,无所事事,久而发病。来诊时诉心悸频发,数分钟自行缓解,心烦,胸闷,难以入睡,多梦易醒,易惊惕,思绪纷乱。时沉默不语,时喃喃自语,不愿与人交往,疑心重,有幻觉幻听。经期腰痛,舌红、苔薄白,脉缓。已服三种抗精神病西药(具体不详),但病情未缓解。

此例患者恰在青春期,初中毕业未考取高中,已使情志不舒;父母忙于生计,无暇开导,以致发病。其症心悸、心烦,为心火自旺或相火扰心所致;难以入睡、多梦易醒、易惊惕等,是痰火兼风、不唯扰乱心神,且肝魂难藏;时沉默不语及幻听诸症,无不与痰火气郁相关。治宜和解枢机,化痰活血,重镇安神。

处方:柴胡 10g,黄芩 10g,法半夏 10g,太子参 10g,桂枝 10g,白芍 10g,煅龙骨 15g,煅牡蛎 15g,磁石 10g,石菖蒲 10g,远志 10g,钩藤 30g,土鳖虫 10g,当归 10g,川芎 10g。每日 1 剂,水煎,日服 3 次。

此为基本方,若苔虽薄白,而舌质转为鲜红,哭笑无时,加丹参、百合、知母。失眠严重者,加酸枣仁、首乌藤、合欢花之类。患者以此方断续治疗 3 年余,诸症均有明显减轻,可参加家务劳动,与亲友关系融洽。遂将上方改作丸剂继服,以巩固疗效。治疗期间,未停服西药。

4. 焦虑症

焦虑症(Anxiety)又称焦虑性神经症,是以广泛和持续性焦虑或反复发作的惊恐不安为主要特征的情绪障碍,常伴有自主神经系统症状和运动不安等行为特征。焦虑症的焦虑症状是原发的,患者的焦虑情绪并非由于实际的威胁所致,其紧张、惊恐的程度与现实处境很不相称,并常为此感到十分痛苦。临床上可分为广泛性焦虑(慢性焦虑,generalized anxiety disorder,GAD)和惊恐发作(急性焦虑,panic disorder,PD)两种表现形式。前者是焦虑症最常见的表现形式,常缓慢起病,患者长期感到紧张和不安,但无特定的情境,并非实际威胁所引起;后者是反复发作的严重焦虑,其特点是发作的不可预测性和突然性,反应程度强烈,患者常体会到濒临灾难性结局的害怕和恐惧,而终止亦迅速。近年来,随着社会节奏加快,人际关系、经济负担等诸多压力加剧,焦虑症的发病率有逐年上升的趋势,因此焦虑症的防治工作已引起社会和医学界的广泛重视。

西医治疗焦虑症主要依其类型进行药物干预和心理疏导,很多西药效果虽好,但存在各种不良反应,导致患者依从性差。如最常用于抗焦虑的苯二氮䓬(BDZ)类药物,其抗焦虑作用强,起效快,但长期服用有成瘾性、耐药性及戒断反应等副作用;三环类抗抑郁药(TCAs)对广泛性焦虑有良好疗效,但有较强的抗胆碱能副作用和心脏毒性作用这限制了它们的应用;其他用于抗焦虑的药物也或多或少的存在起效缓慢、药物间相互作用和不良反应等问题。中医学中并无"焦虑症"之名,从临床症状看,属于"情志病""心病"范畴,可能与"惊悸""怔忡""卑慄""奔豚""不寐""灯笼病"等病有关。

医案精选

◎案

患者,女,53岁。因工作压力出现恐惧,整日提心吊胆,说话声音大及电话铃声都可引起恐惧,伴有心慌、气短、胸闷、失眠心烦、头昏、坐卧不宁,注意力难以集中半年余,曾服用苯二氮䓬类药物及中药制剂,病情时好时坏,查舌质稍红、苔薄白,脉弦细。证属少阳胆热气郁,热扰心神,治宜清胆调气,清心安神。方用柴胡加龙骨牡蛎汤加减。

处方:柴胡10g,黄芩10g,党参10g,桂枝6g,茯苓10g,半夏10g,生龙骨30g,生牡蛎30g,酸枣仁15g,首乌藤40g,合欢皮30g,钩藤18g,浮小麦30g,姜、枣引。5剂,水煎服400mL,每次200mL,每日2次。

服5剂后,胸闷、心慌、惊恐症状减轻,每晚能睡五六小时。上方服用2周后,症状消失,继续服药2周巩固疗效。随访半年未见复发。

按 根据广泛性焦虑症的临床症状特点,此病是由于少阳相火上炎,胃热上蒸,心气被扰,阳气内郁,神明不安而见惊恐不安,正如成无己所说:"胸满而烦者,阳热克于胸中也。惊者,心恶热而神不守也。"方中小柴胡汤和解枢机扶正祛邪,清胆热、调气机,生龙骨、生牡蛎重镇理怯而安神明,茯苓宁心安神,桂枝通阳和表,加酸枣仁、首乌藤、浮小麦、合欢皮养心安神解郁,姜、枣调和诸药。诸药合用,共奏和解少阳、清胆调气、通阳清心、重镇安神之功。此方作用平和,加减用于治疗广泛性焦虑症,其证机相符,避免服用安定之类药物的不良反应。

◎案

赵某,女,45岁。2015年6月10日初诊。主诉:入睡困难,睡前胆战心惊半年余。患者为工程师,素来工作有条不紊,近半年来,出现入睡困难,睡前胆战心惊,如果单独睡眠,则更为害怕,不时听到自己家里有敲门声、卧室的门有异常动静,到某大医院诊断为焦虑症,遂服用抗焦虑的药物数种,但效果不显,现在每晚需要其丈夫在身边才可朦胧休息片刻,否则目不交睫,痛苦万分。症见:患者"三幻证"明显,望其面色焦黑,表情痛苦,反复诉说自己"如果夜晚休息没人作陪,就胆战心惊",记忆力急剧下降,精疲乏力,食欲不振,月经不调、经期有血块、经量越来越少,自感做人没有意义,时时有自杀的欲念,舌红、苔厚腻,脉弦滑。

中医诊断:郁证(肝失疏泄,胆气瘀滞),拟用柴胡加龙骨牡蛎汤合甘麦大枣汤加减。

处方:柴胡30g,黄芩15g,党参30g,半夏24g,生龙骨30g,生牡蛎30g(先煎),灵磁石30g(先煎),茯苓24g,桂枝15g,酒大黄10g,浮小麦30g,当归20g,大枣10枚,生姜12g,炙甘草12g,生麦芽30g。14剂,水煎服,每日1剂。同时,加服人参归脾丸,按病情情况适当加减西药的剂量。

二诊:患者服药后,自感饮食增加,欲自杀的思想消失,记忆力稍好,但仍然"夜晚休息没人作陪,就胆战心惊",不过程度减轻,西药已减半,此乃药物对症,效不更方,继续以柴胡加龙骨牡蛎汤合白薇加减。

处方:柴胡30g,黄芩15g,党参30g,半夏24g,生龙骨30g,生牡蛎30g(先煎),灵磁石30g(先煎),茯苓24g,桂枝15g,酒大黄10g,生黄芪30g,当归20g,大枣10枚,生姜12g,炙甘草12g,生麦芽30g,白薇10g。14剂,水煎服,每日1剂,人参归脾丸服用如前。

三诊:自诉诸症大多已解除,抗焦虑药已停服,唯感疲乏无力,这主要是病后脾胃功能未复,继续服用二诊方,每2天服用1剂药,共7剂。嘱其服用人参归脾丸、逍遥丸3个月,以保证病情痊愈。

按 患者入睡困难,胆战心惊,是肝主疏泄的功能失调,《素问·六节藏象论》说"凡十一脏皆取决于胆",肝胆功能失调,肝不疏泄,胆不决断,故患者"如果夜晚休息没人作陪,就胆战心惊"、时时有自杀的欲念;肝主疏泄功能失调,肝木克土,脾胃功能失调,则精疲乏力,食欲不振;女子以血为用,肝血不足,故月经不调,经量越来越少;气滞则血瘀,故经期有血块;肝血不足,无以养心,心主神志功能失调,所以记忆力急剧下降;舌红、苔厚腻,脉弦滑均为肝胆功能失调之象。

5. 头痛

头痛一病是临床常见病证。近些年来,随着社会的飞速发展,生活节奏越来越快,工作压力大,急、慢性头痛的发病率和就诊率逐年上升。头痛通常指局限在头颅上半部分,包括眉弓、耳轮上边缘与枕外隆突连线以上部分的疼痛。头痛主要以头部疼痛为主要症状,主要发生在前额、巅顶、两颞、枕项或整个头部,表现为跳动痛、灼烧痛、胀闷痛、针刺痛、空痛、重沉痛、隐隐痛、昏闷痛等,有的伴有恶心呕吐,或其他自主神经功能紊乱的症状。探究病因病机和多个脏腑有关。头痛最先见于《黄帝内经》,《素问·五脏生成篇》言"头痛巅疾,下虚上实,过在足少阳、巨阳,甚则入肾",又有《素问·风论》曰"新沐中风,则为首风",以后各代医家所言"大头风""雷头风""头疼"亦是其名。头痛一病,相当于现代西医学中的紧张性头痛、三叉神经痛、血管性头痛、外伤后头痛、部分颅内病变、神经官能症等疾病。

中医头痛,也称为"头风",主要是指头部经脉细急或失去供养导致清窍不利,引起的以头部疼痛为主要特征的自觉症状,其病因主要分为外感头痛和内伤头痛,通常外感头痛由起居生活不安、坐卧受风、冒寒受暑,外邪风、寒、湿、热等循经上扰,壅滞头窍,以致外感六淫之邪侵犯三阳之经,着于头部,邪阻脉络,营卫相凝涩故而引发为头痛。其与现代西医学中的感冒和流感、肺炎、病毒性脑炎、结核性脑膜炎、流脑、副鼻窦炎引发的头痛非常相似。内伤头痛则主要由情志不和、劳倦过度、房事不节、饮食不调或病后致虚形成气血不足,或脉络失去荣养,或肝阳上亢、痰浊瘀阻导致的清阳之气不升,或瘀血阻滞清窍,气血两虚,清窍失去荣养,造成肾精不足引起头痛。

医案精选

◎案

刘某,女,42岁。1992年4月5日初诊。头痛5年,复发加重3天。发作时眩晕,视物不清,继则头痛自右侧开始,逐渐波及全头,严重时烦躁失眠,初发时,静卧休息或服镇静药即可缓解,3天前上述症状突然加重,服止痛片只能缓解一时。症见:痛苦面容,面色微红,伴恶心,呕吐,心烦易怒,大便干,舌红、苔黄而腻,脉弦数,脑电图、颅脑CT均未发现异常,脑血流提示:右侧脑血管紧张度增强。证属肝郁痰阻,火热上扰清窍所致,治宜疏肝、化痰、降逆,方用柴胡加龙骨牡蛎汤化裁。

处方:柴胡12g,半夏12g,人参6g,黄芩10g,茯苓10g,桂枝6g,大黄10g

（后下），龙骨 15g，牡蛎 15g，钩藤 15g，菊花 15g，枸杞 10g，生姜 3 片，大枣
5 枚。

水煎服，服 3 剂疼痛减轻，10 剂后疼痛锐减，停止痛片，效不更方，共服
药 20 剂，诸症消失，脑血流图恢复正常，随访一年未复发。

◎案

张某，男，42 岁。2010 年 11 月 10 日初诊。自诉间断右侧头痛 1 月余。
曾在西医医院输液、服正天丸治疗后头痛减轻，但停药后又出现头痛，脑部
核磁检查未见异常，甘油三酰偏高，高血压 5 年，患者平素喜饮酒吸烟。现间
断头痛，痛时难忍欲死，影响睡眠，口干口苦，时咽痛，纳可，大便不爽、干、有
后重感，三四日一行，舌质红、苔黄腻，脉弦数。证属肝胆郁热、痰浊阻络，治
以疏肝利胆、化痰通络止痛。

处方：柴胡 10g，黄芩 10g，清半夏 9g，党参 10g，生龙骨 30g（先煎），生牡
蛎 30g（先煎），桂枝 10g，白芍 10g，茯苓 20g，蔓荆子 10g，菊花 15g，大黄 6g
（后下）。每日 1 剂，水煎服。

4 剂后头痛明显减轻，效不更方，再投 15 剂，头痛消失，随访 1 个月未
再发。

按 偏头痛的部位多位于颞部，大多属足少阳经头痛，故选用柴胡、黄芩
入少阳经，直达病所，疏肝解郁，清热泻火；清半夏、茯苓化痰宣窍安神，清半
夏治痰之标，茯苓治痰之本；党参、茯苓益气健脾；生龙骨、生牡蛎益阴潜阳，
祛痰镇惊，重镇安神；白芍养血柔肝，缓急止痛；桂枝温经通脉，行里达表；蔓
荆子、菊花疏风清热止痛；大黄泻热祛痰。因治法得当，药到病除。

◎案

余某，男，31 岁。患者在五六年前曾因劳累感头胀，以后每遇劳累或情
怀不畅时即头痛、恶心、呕吐，发时 5~10 小时不等，其则失寐，发时服止痛片
症状可以缓解。曾多次就诊于某医学院附属医院、某精神病院。脑电阻图
检查为脑供血不足，颅神经检查（-），眼底（-）。就诊前一年 11 月因头痛
加重，曾住院治疗，服苯咙吩、索密痛及养阴祛风止痛等中药，症状改善不明
显。近 2 个月来，头痛发作频繁，甚至在无任何诱因情况下均可发作，痛剧时

须服"可待因"方能一时奏效。于1984年4月11日来中医科门诊,症见:头部百会偏左处疼痛不已,面色萎黄,神疲乏力,纳谷尚可,二便正常,唇红舌赤,舌下青筋怒张、苔薄黄而腻,脉弦滑。收入病房治疗。据患者病史、症状及体征、脑电阻图检查结果诊断为血管性头痛。中医辨证病在厥少二经,方以柴胡加龙骨牡蛎汤加减。

处方:柴胡9g,法半夏9g,黄芩9g,生龙骨30g,生牡蛎30g(先煎),桂枝9g,白茯苓12g,生大黄9g,太子参15g,炒白芍30g,炙甘草15g,生姜2片,大枣2枚。

1984年5月3日查房,上方服14剂后,头痛大为减轻,不服止痛片亦能忍受,脉弦滑,舌胖偏红、苔薄黄,守仲景方续进之。因无铅丹,而代之以灵磁石100g(打,先煎),继服21剂,症状消失,于1984年5月21日出院。随访3个月,头痛未复发。

6. 神经官能症

神经官能症是主要表现为焦虑、抑郁、恐惧、强迫、疑病或神经衰弱症状的精神障碍性疾病。由于此症涵盖的病种非常广泛,故主要相当于中医之"郁证",如从其症状表现来讲亦可涉及心悸、失眠、眩晕、头痛、梅核气、呃逆、小儿多动症等众多病证。

肝主藏血,以血为体,为"将军之官",主疏泄,主升主动,以气为用,喜条达,恶抑郁,能调畅一身气血,为人体气血调控之枢纽。周耀庭在多年临床实践中观察到,现代社会人们的生活节奏日益加快,工作、学习压力越来越大,情志长期抑郁,肝之疏泄多失于常态,气机升降失司,气血运行失常,不仅本脏易发生病变,常易波及他脏,引起多种病症,其中大多属于现代医学的神经官能症或与其密切相关。朱丹溪云:"气血冲和,万病不生,一有怫郁,诸病生焉。故人身诸病,多生于郁。"《医门法律》中亦有"诸病多生于肝"之说。由此可知,肝气郁结,可累及多个脏腑。肝气郁结,可见烦急易怒、胸胁胀痛;肝气犯胃,可见呃逆、泛酸、胃胀、胃痛、纳差;肝气乘脾,可见便溏、腹胀、腹痛、梅核气;肝郁日久、肝火上炎,可见头晕、头痛;肝火扰心,可见心悸、胸闷、失眠;肝肾同源,肝火下汲肾水,水不涵木,肝风欲动,可见小儿多动症。故周耀庭运用疏肝法治疗此病,涉及多种疾病,联系多个脏腑,思路奇妙,疗效颇佳。

医案精选

◎案

夏某,女,41 岁,杭州工人。患者劳作于机器旁侧,平时多闻嘈杂之音。一日锤击重物,轰然巨声以后,遂觉左耳失聪,不能听觉。当晚彻夜未眠,思病心焦,恐终身成聋。经西药镇静剂治疗数日,不见好转。西医诊断为神经性耳聋、神经官能症。1 周后,开始寒热有痰,右少腹疼痛,小溲频急,尿检有脓细胞及红细胞、白细胞。1975 年 2 月 11 日,前来中医治疗。患者精神倦怠,神志恍惚,喋喋多言,但前后有序,诉说痛苦不已,担心不能再上班工作。口苦,头晕,心烦,饮食不思。昼不能坐,时时欲睡,夜不能寐,时时欲坐,日夜不得安宁。晚间偶有静眠,片刻即噩梦惊呼。舌尖红、苔黄腻而厚,脉弦细数。证由受惊后胆失清静、肝失疏泄而起,胆怯气滞,化火上炎,扰乱神明,又兼下焦湿热,使病情有增无减。治宜和解少阳、降火镇惊、清利湿热并施,以柴胡加龙骨牡蛎汤而治。

处方:柴胡 10g,黄连 3g,淡竹叶 10g,茯苓 15g,生龙骨 30g,生牡蛎 30g,制大黄 12g,知母 12g,黄柏 12g,灯芯二束黄等 10g,忍冬藤 20g,白茅根 30g。

5 剂药后湿热渐去,腰疼腹痛大减,小便频急已除,夜间寐增,精神转爽,病有起色,原意出入续进。以原方去黄柏、黄连、忍冬藤、知母、白茅根、大黄、淡竹叶,酌加石菖蒲、郁金、浮小麦、炙甘草、大枣、酸枣仁、麦冬、神曲、合欢皮、太子参等味调治 20 余剂,病体得康,上班工作,但左耳听力下降,虽有好转,终未能复原。

7. 面神经炎

面神经炎,又称特发性面神经麻痹,以一侧口眼㖞斜为主证,源于局部缺血痉挛或单纯疱疹病毒感染导致茎乳孔内组织急性水肿,面神经受压或面神经本身炎性反应引起周围性面瘫。面神经炎临床上又称为 Bell 麻痹、特发性面神经麻痹、面神经痉挛。面神经炎大多见于脑神经疾患中,与面神经管是狭长的骨性管道结构密切相关,在岩骨发育异常的情况下,面神经管狭窄就会更为严重,这很有可能是面神经炎发病的内在因素。面神经炎发病的外在因素尚未完全明了,有学者认为可能因为面部受到冷风侵袭,面神经的微血管发生痉挛,引起局部的组织缺血、缺氧所致。还有的学者认为与病毒感染有关。近年来也有学者认为是一种免疫反应。

面神经炎属中医"面瘫"范畴,多由脉络空虚、风寒或风热之邪乘虚侵袭面部经络,以致经脉失养、经气阻滞、经脉纵缓不收而成。《灵枢·经筋》云:"足之阳明,手之太阳,筋急则口目为僻。"足太阳经筋为"目上网";足阳明经筋为"目下网",故眼睑不能闭合为足太阳和阳明经筋功能失调所致。《灵枢·经筋》又云:"足阳明之筋……颊经,有寒则急引颊移口;有热则筋弛纵缓不胜收,故口颊部主要为手足阳明经所主。"

中医学将面神经炎称作"口眼㖞斜",又叫口僻,现代医学称作面神经麻痹,在《灵枢》中称"口""僻""卒口僻";《金匮要略》称"僻";《诸病源候论》则有"风口候"条;到了宋代,始有"口眼㖞斜"之称(《三因极—病证方论》);明代《医学纲目》则将本症称"戾"。此后,各家著作多称为"面瘫""口眼㖞斜""吊线风""歪嘴风"等。目前统称为"面瘫"或"口僻"。历代医家将其归属于"中风"范畴。中医学认为本病是由于机体正气不足,脉络空虚,卫外不固,局部遭受风寒侵袭,气血运行受阻,气血不和,经筋失于濡养,纵缓不收而发病。周围性面瘫临床是以面部表情肌群运动功能障碍为主要特征的一种常见病,一般症状是眼睑不能完全闭合,不能做蹙额、皱眉、露齿、鼓颊等动作,患侧额纹、鼻唇沟变浅,口角㖞斜,刷牙漏水等。

医案精选

◎案

刘某,女,35岁。2002年3月12日初诊。患者1个月前突然出现右侧面部麻木,眼睑微微颤动,不能自制,时轻时重,某医院诊为面神经炎。近日因情绪紧张而症状加重。诊见:面部表情呆滞,精神疲倦,右侧面部感觉迟钝,纳可,大便秘结,小便不利,舌略暗、苔黄腻,脉弦数。证属邪郁少阳,枢机不利,郁而化火。治宜解郁泻火,清热化痰定惊。方用柴胡加龙骨牡蛎汤加减。

处方:柴胡、大黄、法半夏、郁金、胆南星各6g,黄芩、党参、桂枝、生姜、大枣、茯苓各10g,龙骨、牡蛎各15g。水煎服,每日1剂。

服 3 剂后症状缓解,效不更方,上方去大黄,续服 10 剂,症状消失。随访半年未复发。

$\boxed{按}$ 本案面神经炎患者因情绪紧张而加重,且大便秘结,舌苔黄腻,脉弦数,为邪郁化火之象,故不拘泥于风痰入络之说,而用柴胡加龙骨牡蛎汤以解郁泻火,清热化痰定惊。方中用小柴胡汤解少阳之郁结;龙骨、牡蛎潜阳安神而镇惊;桂枝、茯苓助气化利小便;大黄泻火通便,使郁火自降;郁金合胆南星开郁而清热化痰。诸药合用,切中病机,故获良效。

第二节 儿科疾病

1. 小儿多动症

小儿多动症又称为注意力缺陷多动障碍(attention deficit hyperactivity disorder,ADHD)或脑功能轻微失调综合征,是一种常见的儿童行为异常疾病,主要表现为明显的注意定向障碍和主要持续时间短暂、活动过度、情绪易冲动、行为冲动伴有学习困难和品行障碍。注意缺陷、多动和冲动三大主证是其核心症状,在学龄儿童精神障碍疾病中患病率居于首位,严重影响患儿的学习能力、情感表达、职业表现,甚至对家庭也会产生一定的负面影响。根据临床研究报道,70% 的患儿症状可持续到青少年,30% 可持续终生,成年后出现反社会人格障碍和犯罪行为的风险是正常儿童的 5~10 倍。

关于小儿多动症,中医典籍中未明确记载本病病名。根据临床表现以及发病特点,不少中医典籍有类似论述及描绘,如"其神易动,其气易往""烦躁煽动""躁而不静"等临床表现与小儿多动症相类似,基本上提出了儿童多动症的活动过多、自控力差、注意力不集中的特征。如《灵枢·行针》描述:"重阳之人,其神易动,其气易往也……言语善疾,举足善高。"这符合了本病的情绪不稳、活动过度的临床表现。《灵枢·天年》云:"人生十岁,五脏始定,血气已通,其气在下,故好动。"本小儿素体纯阳,多动乃是常态,但好动过极则为病态。《素问·举痛论》记载:"惊则心无所倚,神无所归,虑无所定。"宋代钱乙《小儿药证直诀》认为小儿"五脏六腑,成而未全……全而未壮。"说明小儿脏腑娇嫩,形气未充,孩童稚子,知觉未开,见闻易动,指出了小儿多动症的生理特点。《寿世保元》中提道:"徒然而忘其事也,尽力思量不来,为事有始无终,言谈不知首尾。"这些描述均与多动症患儿临床表现极其相似。根据患儿多语多动、神志涣散、冲动不安的临床表现,则归于中医学的"脏躁""烦躁""躁动"的范畴;由于患儿活动过多,注意力不易集中,精神涣散,记忆力差而容易导致学习成绩下降,故又与"失聪""健忘"相关。中医对小儿多动症以调和阴阳为治疗原则,针对证型的不同分别辨证论治,具体治则包括补益心脾、滋水涵木、平肝潜阳、清热泻火、开窍益智、重镇安神、清热化痰等。小儿多动症在中医学上属于"脏躁""烦躁""躁动""失聪""健忘"的范畴,历来中医疗法颇多,但其治法不外虚则补之,实则泄之,虚实夹杂者治以攻补兼施,标本兼顾以调和阴阳,阴平阳秘,精神乃治。

医案精选

◎案:儿童多动症、小儿抽动秽语综合征

王某,男,9岁。2010年6月1日初诊。患儿躁动伴睡眠惊恐3年余。家长于3年前发现患儿注意力不集中,躁动不安,右侧面颊肌肉抽搐,不自主做挤眉弄眼动作,手中持物玩耍不停(包括刀、针等锐器),曾于当地医院就诊,诊断为"儿童多动症",予中西药物治疗,包括祛风解痉(含乌梢蛇、全蝎等)中药,疗效不明显。症见:坐立不安,手足躁动不停,乏力,走数百米即疲倦不支,休息后缓解,脾气急躁;头目不清,平素经常流大量鼻血,沾湿衣被,晨起口苦,口干欲饮冷,刷牙恶心,咽干,胸闷憋气明显,时常叹息;胃纳差,入睡困难,早醒,噩梦,每晚须有人陪伴方能安然入睡;手足心奇热,冬天睡觉脚亦不覆被;大便略干,小便黄;舌淡红、苔薄白,左脉弦滑,右脉少力。西医诊断:儿童多动症,小儿抽动秽语综合征。中医诊断:痉证,不寐。辨证:少阳阳明合病,肝火扰心,神不宁气津液亏虚。治法:和解少阳,清解阳明,清肝泻心,益气生津。方拟柴胡加龙骨牡蛎汤加人参。

处方:柴胡12g,黄芩12g,制半夏10g,党参15g,生龙骨30g,生牡蛎30g,

桂枝5g,茯苓30g,生大黄10g,生石膏30g,生甘草10g。3剂,每日1剂,水煎服。嘱患儿做心电图、脑电图检查。

6月6日二诊:药后电话复诊,患儿躁动减少明显,能安静看电视或学习1小时,右侧面颊肌肉抽搐未作;惊惧噩梦消失,自行入睡;胸闷憋气、乏力、口苦、口干饮冷消失,刷牙不恶心;纳增,体力增,大便畅;但新增咽部堵塞感。上方去大黄,加厚朴6g、苏叶10g,并嘱患儿家长若大便稀则生石膏减至15g,若口干渴、便秘则生石膏加至45g,再进5剂以巩固疗效。患儿共服用汤药20余剂,诸症大减,鼻衄未作,小动作基本消失,注意力集中,可安静看书2小时;停药后面颊肌肉抽搐发作1次,持续半小时后消失。后嘱咐患儿每周服2剂中药以巩固疗效,目前仍在进一步随访中。

按 患儿一侧面颊肌肉抽搐为柴胡证的病变,其不适主诉均为典型少阳经柴胡药证;躁动不安、睡眠噩梦惊惧,为龙骨、牡蛎药证;容易大量流鼻血、口干欲饮冷、手足心奇热为石膏药证;乏力明显、脉搏少力,可能与少阳阳明火热耗气伤阴有关,为党参药证。值得注意的是,虽然患者阳明热盛证明显,但舌质不红、舌苔不黄,可能提示舌红、苔黄并非柴胡加龙骨牡蛎汤方证以及石膏药证的必见指征。神志异常类疾病多是心神受扰、魂神不宁的反应,在古代医籍中主治此类疾病的方剂大多含龙骨、牡蛎、桃仁等,如龙骨"味甘平,主心腹,鬼注,精物老魅,咳逆,泄利脓血,女子漏下,癥坚结,小儿热气惊痫"(《神农本草经》)。此类疾病在《伤寒论》和《金匮要略》中就有大量记载,其常用治疗方剂有桃核承气汤、抵当汤、抵当丸、承气类方、小柴胡汤、柴胡加龙骨牡蛎汤、桂枝加龙骨牡蛎汤、桂枝甘草龙骨牡蛎汤、苓桂甘枣汤等。按方证分,柴胡加龙骨牡蛎汤方证关键为"胸满烦惊",桂枝甘草龙骨牡蛎汤方证关键为心悸、汗出、烦躁,桂枝加龙骨牡蛎汤方证关键为桂枝体质伴见容易遗精、出汗、腹泻等精微不固证候;茯苓桂枝甘草大枣汤方证关键为脐下悸动不安或主诉小腹丝丝凉气上冒;桃核承气汤方证关键为少腹急结,其人如狂;抵当汤方证关键为其人发狂,少腹硬满,小便自利,脉沉结;抵当丸方证关键为少腹满,小便利;小柴胡汤方证关键为发热,经水适来,昼日明了,暮则谵语,如见鬼状;承气类方方证关键为不大便,日晡潮热,独语如见鬼状。

◎案

陈某,女,11 岁,小学生。家长代诉:西医诊断小儿多动症 3 年,曾经 MRI、脑电图、心电图、RF、血常规等检查无异常发现。诊见头歪向右侧且不由自主不停摆动,感觉双颊不适,常咧嘴、皱眉、眨眼,啃双手指甲,好动,性情急躁,易怒,注意力不集中,坐立不安,痰多,入睡困难,睡眠不安,记忆力差,纳差,大便偏干,面色黄,舌根青紫、舌瘦薄偏红,苔白厚,脉弦细。诊断为小儿多动症,证属肝旺脾弱、虚风内动。治以疏肝理脾,镇肝熄风,清心安神,方用柴胡加龙骨牡蛎汤加减。

处方:柴胡 15g,黄芩 12g,半夏 9g,党参 10g,栀子 9g,生龙骨 15g,生牡蛎 15g,珍珠母 15g(另包先煎),竹茹 10g,茯苓 10g,香附 9g,郁金 10g,朱茯神、酸枣仁、首乌藤各 10g,生谷牙、生麦芽各 30g。

连服 10 剂后,稍事化裁,改为 2 日 1 剂,水煎服,连服 10 剂,头部已不偏歪摆动,面部表情基本正常,睡眠正常,好动不安明显改善。中医学无此病名,其症状描述却类似于"风胜则动",诸风掉眩,皆属于肝。故凡是一切抽动、震颤、痉挛都为风邪偏盛之象,属于肝风内动之征。由于风为阳邪,善行数变,临床必须审证求因,恰当治疗。但是始动因素却是肝气郁结,既有热火实证,又有脾胃虚证,对此虚实夹杂、寒热不调、阴阳不和之类的情志疾病,柴胡加龙骨牡蛎汤颇为适宜。

按 本方由小柴胡汤化裁而来,病理机制主要为少阳枢机不利,全方表里寒热并治,阴阳并调,使表里错杂之邪得以速解;此方有升有降,有泻有补,从肝着眼而及心肾,从少阳入手而旁顾太阳、阳明,从气机立法而不忘虚实,柔肝熄风,舒郁清热,养阴固肾,镇惊安神,诸凡气郁血虚、肝阴不足、风阳上扰、心神不宁、心肾不交而引起的自汗盗汗、头痛、眩晕、心悸、失眠多梦以及癫痫狂、胃肠官能症、更年期综合征等病,均可以此为基本方,随症加减。在辨证过程中,只须抓住少阳枢机不利的病机,认准情志异常这一主证,不必诸症悉具,亦不必拘泥于原文原方,灵活运用,均可获得满意疗效。

2. 小儿夜啼

小儿夜啼是指婴幼儿入夜啼哭不安,时哭时止,或每夜定时啼哭,甚则通宵达旦,但白天能安静入睡的一种病症。古代儿科医籍中又称为"儿啼"

"啼"等。多见于新生儿及 6 个月内的小婴儿。新生儿每天需要睡眠约 20 小时,到 1 周岁仍要 14 ~ 15 小时。足够的睡眠是小儿健康的重要保证。啼哭不止,睡眠不足,生长发育就会受到影响。此外,饥饿、惊恐、尿布潮湿、衣着过冷或过热等,皆可引起啼哭。此时若喂以乳食、安抚亲昵,更换潮湿尿布、调节冷暖后,啼哭即止,不属病态。同时啼哭也是婴幼儿时期一种极好的呼吸运动,适量的啼哭有利于婴幼儿的生长发育。只是长时间反复啼哭不止方属病态。反之,新生儿若不哭,伴之不动、不吃等,乃是疾病笃重的表现。

早在东汉时期,《颅囟经》一书中,即有了小儿"惊啼"的病名记载。隋代医家巢元方师承前贤之见,在《诸病源候论》中正式拟用了"夜啼"的病名,如"小儿夜啼者,脏冷故也。"明确提出了夜啼的病名及发病原因。后世医家对本病多各有论述,明代《普济方·婴孩夜啼》指出小儿夜啼是一种病态,如不服药"误小儿疾甚多"。清代《幼幼集成·夜啼证治》明确论述了夜啼的病因病机多因"脏寒""心热""神不安"等所致。

医案精选

◎案

金某,男,4 岁。患儿平素体弱,胆小易惊,每于夜半啼哭,多无诱因,哄喂均无明显效果,但多能渐渐自行停止。观之其瘦弱,扪之手足心热,食差,便难,舌红、苔薄白,脉滑数。西医诊断:小儿夜啼。中医诊断:小儿夜啼。证属胃肠积滞化热、伤脾扰心。治以清热消食化积,宁神定志。

处方:灯芯草 5g,柴胡 5g,黄芩 10g,生龙骨 15g,生牡蛎 20g,槟榔 10g,钩藤 15g,蝉蜕 10g,神曲 10g,谷芽 15g。3 剂。

二诊:近 3 天睡眠较前安稳,啼哭时间缩短,饮食增加,大便改善,舌淡红、苔薄白,脉滑,上方加石菖蒲 15g。7 剂。

按 本病多见于半岁以内婴幼儿,原因可能为饥饿、惊恐、尿布潮湿等,但应该格外注意外感发热、口疮、肠套叠、寒疝等疾病。中医把主要病因归纳为脾寒、心热及惊恐。周亚滨虽不主治儿科,但对此也有独到经验。此患儿虽已 4 岁,但仍夜半啼哭,观之其瘦弱,扪之手足心热,食差,便难,此为典型之胃肠积滞化热,因脾主肌肉四肢,故小儿手足心热多为脾热,脾热不能为胃行其津液,故胃之受纳水谷能力差,故纳差,胃降能力亦差,故大便多难;舌红、脉滑数进一步佐证了辨证的准确性。此方以柴胡加龙骨牡蛎汤加减,重用黄芩清热燥湿,灯心草清心火,加槟榔消积滞,加钩藤、蝉蜕平肝助龙骨、牡蛎以安神止啼。二诊时病情缓解,加石菖蒲开窍醒神、宁神益智,以期收到更好的治疗效果。

第三节 妇科疾病

1.更年期综合征

更年期综合征是临床常见病。本病是女性在绝经期前后,因机体肾气渐竭,冲任二脉虚损,月事将断而引起的正常生理变化,但是由于个体差异、精神状态以及生活环境等因素的影响,一些女性不能适应这个阶段的变化,导致机体阴阳二气失衡,脏腑气血功能紊乱而出现不适症状。目前,传统的生物医学模式逐渐由生物－心理－社会医学模式取代。在临床中可观察到,近年来患更年期综合征的妇女,其发病年龄均有不同程度的提前,这与介入社会活动的知识女性增多有关,以致于就诊患者在多方面的主诉中,相当一部分证候以情志异常为主。长期以来应用中医药辨证治疗本病,颇具特色,文献众多。《素问·上古天真论》曰:"女子……七七,任脉虚,太冲脉衰少,天癸竭,地道不通,故形坏而无子也。"女性围绝经期虽属正常生理过程,然此时机体处于由壮至衰的转折期,既往的阴阳平衡被扰乱,而新的阴阳平衡尚未建立,因而产生诸多不适。此时太冲脉衰少,不仅妨碍肝(胆)、胃(脾)功能,且令阴血难任胞宫盈亏之事。因冲脉起于胞宫,附于阳明而隶于肝,故有以上诸变化。柴胡加龙骨牡蛎汤既能疏利枢机、清泄少阳和阳明之热,又能重镇安神,扶正祛邪,燮理阴阳,故能用于治疗绝经期前后诸症。

卵巢功能的衰退是引起女性更年期代谢变化和临床症状的主要因素,而雌激素分泌减少是更年期综合征的重要生物学基础。主流观念认为中医肝肾与现代医学生殖内分泌有着密切关系。女性更年期综合征在中医典籍中没有与其对应的病名,至近代中医妇科学教材中有了"绝经前后诸症",临床表现散见于"郁证""眩晕""不寐""脏躁""百合病"等证的论述中。由于各人体质不同,该病症颇为复杂,轻重繁简不一,病机在于肾之阴阳失调。《傅青主女科·经水先后无定期》谓:"妇人经来断续,或前后无定期,人以为气血虚也,谁知是肝气郁结乎!夫经水出诸肾,而肝为肾之子,肝郁则肾亦郁矣:肾郁而气必不宣,前后或断或续,正肾之或通或闭耳:或曰肝气郁而肾气不应,未必至于如此。"本病虽有"肾气虚""天癸竭"为致病之本,但肝郁气滞作为继发性病机可上升为矛盾的主要方面,决定了本病乍寒乍热、潮热汗出、烦躁易怒等症状的轻重。不难看出,在整个疾病的发展过程中,肾虚肝郁乃病机核心,即本病之本在肾,而标在肝。患者多平素肝气不疏,气机不畅,不能适应更年期肾气虚衰的生理变化,使肝肾功能失常,肾不纳气,肝失疏泄,气郁血滞。气滞则血瘀,肝胆互为表里,于是出现了肝瘀气滞,肝胆不和。"瘀"在更年期综合征中的致病作用,也符合现代临床更年期女性高血脂、高血压、高黏滞血症、冠心病等发病率逐渐升高的现状。

张仲景《伤寒论》有"伤寒八九日,下之,胸满烦惊,小便不利,谵语,一身尽痛,不可转侧者,柴胡加龙骨牡蛎汤主之。"本方系小柴胡汤加桂枝,可使内陷之邪从外解。其中柴胡、黄芩对烘热症状有较大改善。太子参、茯苓、甘草取其益气补中作用,达到扶正祛邪之功。"仲景治表用桂枝,非表有虚以桂补之"。现代药理学研究表明,桂枝所含的桂皮醛有镇静、抗惊厥作用。龙骨味甘涩平,牡蛎味咸涩凉,入肝肾经,二者均可平肝潜阳、镇静安神。二药含有丰富的碳酸钙、磷酸钙、硫酸钙,其钙盐有抗酸及轻度的镇静消炎作用,同时又有补钙作用。加入生地黄、百合、浮小麦益养心肾而安神明。而丹参清心除烦,活血化瘀。全方配合,可获和营敛阴、泻热潜阳之效,从而阴阳和谐,诸症自平。

医案精选

◎案

刘某,女,49岁,技术工人。2000年4月10日初诊。近半年来因经常无故发脾气,以心悸失眠为主证到处求医。西医用调节自主神经、激素等药物;中医用养血安神、滋阴补肾等法治疗无效。症见:面部烘热潮红,时时汗出,心烦易怒,口苦咽干,遍身不时有游走性疼痛,舌质红、苔浮黄,脉细而数。此为阴阳失调,枢机不利,邪气内郁,内扰脏腑所致。治宜益阴敛阳,疏利祛邪,镇惊安神。用柴胡加龙骨牡蛎汤加减治疗。

处方:柴胡、黄芩、半夏、合欢皮、茯苓、香附、人参、生姜各 10g,百合 20g,龙骨、牡蛎各 30g,桂枝、甘草各 6g,大枣 5 枚。水煎服,每日 1 剂。

4 月 13 日二诊:服上方后自觉症状减轻,夜能安寝,潮热汗出止。药已中病,效不更方,继用上方 3 剂而痊愈。

按 更年期综合征是绝经前后出现的症状及体征,中医认为主要是肾气不足,冲任亏虚,导致精血减少不能濡养和温煦脏器而致。治疗多从滋补肾阴、温补脾肾、益气补血入手,然在长期的临床实践中观察本病则以阴阳失调者居多。现代医学认为本病是卵巢功能消失,对垂体促性腺激素缺乏反应性,因而出现一时性垂体功能亢进,导致卵巢、垂体及其他内分泌腺之间的平衡失调而致的心、血管、自主神经、精神及代谢各方面的病理变化。这进一步证明本病病机并非是脏虚,而是体内阴阳平衡失调,气血失和邪气内生,内扰脏腑所致。用柴胡加龙骨牡蛎汤加减平调阴阳,疏导祛邪,从而使阴平阳秘,气顺血调,邪不内生,故能愈本病。

◎案

张某,女,48 岁。自然停经半年以上。主诉:时常发作性胸闷、难受,每年可有数次。发作时胸闷、难受,脸色惨白,汗出,无心绞痛,也无心慌,可持续半小时以上。情绪激动或劳累时多发。伴有烦躁,情绪不稳,或抑郁或激动,失眠,潮热,易汗出。检查心电图、运动平板试验、心脏彩超均正常,血糖正常范围,脑部 CT 也无异常,但是患者自觉痛苦非常。辨证属气机错乱,神明不安,阴虚火旺。

处方:柴胡 12g,黄芩 15g,山栀子 15g,半夏 10g,生龙骨 30g,生牡蛎 30g,茯神 20g,乌梅 15g,木瓜 10g,香附 9g,郁金 10g,女贞子 15g,旱莲草 30g。

7 剂之后,烦躁症状大减,睡眠好转,潮热亦退;效不更方,继续服用 14 剂后,效果更加明显,守方治疗 3 个月左右,自觉无不适,也未再发作。

按 女子以肝为先天,多气血病。现今更年期综合征尤为普遍。患者多无器质性病变,但是患者痛苦异常。该病与脏躁、百合病颇为吻合,临床辨证多为气机郁滞、神明不安，多伴阴虚火旺。故在原方主药的基础上，加乌梅15g、木瓜10g，酸以柔肝，恢复肝性，加重疏肝理气之品香附9g、郁金10g。因有阴虚火旺，故加女贞子15g、旱莲草30g，滋阴清热。

2. 脏躁

《金匮要略》云："妇人脏躁，喜悲伤欲哭，象如神灵所作，数欠伸，甘麦大枣汤主之。"所谓"脏躁"，不少医家均解释为子宫血虚。脏躁是病名，更主要是代表病机，不是子宫血虚。条文中所以只言脏，而不言何脏者，以此条所述之脏，不仅涉及心，而且还涉及肝、肾、脾、肺故也。此病多由情志抑郁或思虑过度，损伤心脾，致脏阴虚乏引起。又情志病多与肝连，肝病易于犯脾，心血不足，脾失其养，也要伤脾。由于脏躁与脾虚有关，故此条之方后特云："亦补脾脏。"心为肝之子，肝为心之母。心病及肝，乃子病及母。子病及母者，多子盗母气。故心虚日久，必致肝虚。条文中有"数欠伸"之症状，欠者，呵欠也，为肾病之证。缘由心血不足，虚火偏亢，脏阴被劫，穷必及肾所致。心血亏损导致悲哭，但悲哭又可伤肺。所以然者，以"悲则气消"也。气消，即肺气消耗。肺主气，悲伤过度，则肺气运行不畅，久之气郁化热，热熏则肺气消耗矣！病及五脏，却以心为主。因为心主神明，心病则神明失主，故见"悲伤欲哭，象如神灵所作"之证。《金匮要略·五脏风寒积聚病脉证并治》云："邪哭使魂魄不安者，血气少也。血气少者，属于心……"说明神明失主之因，系由心血亏损所致。再从方剂分析来看，亦是如此。甘麦大枣汤，由炙甘草、小麦、大枣三味组成。方中小麦甘平养心，甘草、大枣益脾。整个处方均以甘药为主者，以"肝苦急，即食甘以缓之"。缓者，和肝，使其柔和。《本草经疏》论小麦谓"肝心为母子之脏，子能令母实"。说明小麦既养心，又补肝。总之，本方之治，侧重在心，而又兼治肝脾。五脏俱病，只治心肝脾，而不治肺肾者，但治本，不治标也。

医案精选

◎案

李某，女，52岁。2013年3月6日初诊。心烦、潮热2个月，加重1周。症见：心烦易怒，烦躁不宁，烦甚则即刻外出行走，不分昼夜，潮热汗出，五心烦热,胸闷心悸,口干舌燥,乏力,寐欠佳,纳可,大便干结,每日1行,小便调,舌红、苔少,脉弦细数。此为肝郁气滞,阴虚火旺所致。治宜疏肝解郁,滋阴清热。方以柴胡加龙骨牡蛎汤合青蒿鳖甲汤加减治疗。

处方:柴胡、知母、制大黄各6g,制半夏9g,山药、龙骨(先煎)、牡蛎(先煎)各30g,炙鳖甲(先煎)、太子参各15g,青蒿12g,茯苓、牡丹皮各10g,桂枝、炙甘草各3g。7剂,每日1剂,水煎服。

二诊:诸症好转,仍有心烦,时时欠伸。宗《黄帝内经》"诸气膹郁,皆属于肺""肝左升,肺右降"之义,前方去知母、山药,加白前、香橼各10g,麦冬12g,如法煎服,再进10剂,症减。后以柴胡加龙骨牡蛎汤加减治疗近1个月,病愈。

按 本案患者因情志不畅,肝气郁滞,阴血耗损,阴虚火旺,致肝郁气滞,心神失养,肝阳上亢,故而出现一系列肝郁、阴虚火旺的症状,如心烦易怒、躁扰不宁、潮热汗出、五心烦热、胸闷心悸等症。肝气条达则烦止,阴复则热去汗止。故本案以柴胡加龙骨牡蛎、青蒿鳖甲汤疏肝解郁、滋阴清热而收效。《伤寒论》第107条云:"伤寒八九日,下之,胸满烦惊,小便不利,谵语,一身尽重,不可转侧者,柴胡加龙骨牡蛎汤主之。"该方由柴胡、大黄、太子参、桂枝、半夏、茯苓、铅丹、龙骨、牡蛎组成,全方虚实兼顾,具有和解少阳枢机、清热镇惊安神的作用。主要用于治疗伤寒误下,邪热内陷,表里俱病,烦惊、谵语等症。该方用药正如《绛雪园古方选注》所云:"柴胡引阳药升阳,大黄饮阴药就阴;参草助阳明之神明,即所以益心虚也;茯苓、半夏、生姜启少阳三焦之枢机,即所以通心机也;龙骨、牡蛎入阴摄神,镇东方甲木之魂,即所以镇心惊也;龙、牡顽钝之质,佐桂枝即灵;邪入烦惊,痰气固结于阴分,用铅丹即坠。致于心经浮越之邪,借少阳枢转出于太阳,即从兹收安内攘外之功矣。"故柴胡加龙骨牡蛎汤对因情志因素相关的内伤杂病亦有效。

第四节 骨科疾病

纤维肌痛综合征

　　纤维肌痛综合征是引起腰背痛和颈肩痛及关节周围痛的一种常见的非关节性风湿病,临床上主要表现为骨骼肌肉系统多处疼痛与发僵及在特殊部位有多个压痛点,并且常伴有睡眠障碍,严重影响患者的生活质量与身心健康。此病临床常见,易复发,缠绵难愈。纤维肌痛综合征其病因病理尚未完全明确。目前治疗手段不多,也无特效的治疗药物。精神压力在一些患者的发病中起重要的作用。西医治疗包括抗抑郁、止痛、调整睡眠等。中医属"痹症"范畴,如《中藏经》中说:"气痹者,愁思喜怒过多,则气结于上……宜节忧思以养气,慎喜怒以全真。"清代罗美在《内经博议》中说"凡七情过用,则亦能伤脏气而为痹,不必三气入合于其合也",亦说"肝痹者,肝气郁而血不荣筋之症也"。肝在生理上有疏泄的功能,肝的疏泄功能正常,则气机条达舒畅,气行则血行。肝气郁结,气不行血,可致血凝气滞,经络瘀阻。肝气郁结,久而化火,炼津为痰,痰热互结,阻于经络关节,致筋脉拘急疼痛。柴胡加龙骨牡蛎汤出自《伤寒论》"伤寒八九日,下之,胸满烦惊,小便不利,谵语,一身尽重,不可转侧者,柴胡加龙骨牡蛎汤主之"。治疗伤寒无下伤正、邪陷少阳、少阳枢机不利之症,具有调气血、止痰解郁、镇静定神之功,后世医家认为"痰、惊"二字不可忽视,后人将此方广泛引用于癫狂、不寐、眩晕、抑郁等精神神经系统疾患的治疗,其病机大多与情绪因素有关,主要为精神抑郁,肝失条达。临床动物试验证明柴胡加龙骨牡蛎汤具有显著的抗抑郁作用。本方由小柴胡汤化裁而成。小柴胡汤和解少阳,能调三焦之气。桂枝、黄芪益气、通阳化湿。龙骨、牡蛎益肝肾、强筋骨,熟地黄补肝肾精血、益水制火,炒山甲、炒白芥子通络、活血、豁痰祛湿。全方使气机通畅、血脉通利、痰浊不生,痹证自除,故疗效较好。

医案精选

◎案

宋某,女,38 岁。2008 年 12 月 6 日初诊。现病史:6 个月前无明显诱因出现颈项、肩背、腰腿等部位疼痛,并伴有失眠、心烦、心慌心悸、多梦、注意力不集中、神思恍惚等表现,后逐渐加重,疼痛加剧并逐渐波及全身及四肢手足部。近半月不能穿衣,凡触碰处皮肤撕裂样痛,甚至出现彻夜不眠,不思饮食,体重下降。经多家省级医院治疗,并曾在精神科住院 1 月余无效,疼痛及精神、神经症状未见减轻。院外脑 TCD 提示双侧椎动脉供血不足,其余化验检查均无异常。查生命体征正常,心、肺、肝、脾无异常,全身疼痛部位从上至下依次为"枕、颈、肩、双手,前胸肋软骨处、背部双侧肩胛区、腋部、腰骶部、髂嵴连线区、膝、足"等 20 个部位,40 处压痛点,四肢肌力 3 级,生理反射正常,无病理反射。舌尖红、苔薄黄,脉弦。根据病史、症状体征及各种检查,符合原发性纤维肌痛综合征诊断。中医辨证为肝经气滞,脾虚湿盛,气血不和,阴阳失调。

处方:柴胡 24g,黄芩 9g,法半夏 12g,党参 9g,桂枝 15g,茯苓 15g,独活 15g,龙骨 30g,牡蛎 30g,制大黄 6g,酸枣仁 30g,葛根 30g,大枣 9g,生姜 9g,甘草 9g。7 剂,水煎服,每日 1 剂。

患者诉服第 1 剂后即睡眠好转、疼痛减轻,5 剂后精神状态好转,每晚能入睡四五小时。二诊时疼痛及睡眠好转,但时有心烦腹胀满感,大便稀,给予上方减制大黄,加栀子厚朴汤,症状继续减轻,30 天后症状显著减轻,能生活自理。后一直以该方加减调理。2 个月后症状消失,临床治愈。随访 1 年,未复发。

按 本病属中医"痹症"范畴。中医学认为,其病因主要是由于情志内伤、脾胃虚弱、饮食失调、寒邪犯胃等,病位涉及心、肝、脾、肾、胆、膀胱等多个脏腑经络,与肝的关系较为密切,病机的关键为少阳枢机不利、气血失和、阴阳失调。其症状与《伤寒论》柴胡加龙骨牡蛎汤的主证相似。《伤寒论》第 107 条云:"伤寒八九日,下之,胸满烦惊,小便不利,谵语,一身尽重,不可转侧者,柴胡加龙骨牡蛎汤主之。"从经方方证对应辨治,采用柴胡加龙骨牡蛎汤辨证与辨病相结合,体现了辨证施治的灵活性。方中柴胡、黄芩、法半夏主治寒热往来、胸胁苦满、心烦喜呕等症;龙骨、牡蛎有安神镇静作用,本为惊恐、心胸悸动、失眠、惊狂等症而设;桂枝温通心阳,主治气上冲;茯苓利水,主治心悸而小便不利;桂枝、茯苓配龙骨、牡蛎能治心悸亢进、惊狂、眩晕等神经系统疾病;大黄清肝胆邪热,疏通肠道且有消炎镇痛作用;生姜、大枣固护胃气且有增强药效的作用。铅丹有小毒,加之缺药,故不用。现代药理证实此方有双向调节中枢神经、抗抑郁、增加血小板凝聚、降低血脂、保护心血管、抗动脉粥样硬化、解痉等作用,临床广泛应用于各类具有精神神经系统症状的疾病,如失眠、精神分裂症、癫痫、抑郁症、恐惧症、神经官能症、慢性疲劳综合征等,屡获佳效。

第五节 皮肤科疾病

白癜风

白癜风是一种临床常见皮肤病,由于皮肤和毛囊中黑素细胞内酪氨酸酶活性减低或消失,导致黑素颗粒(黑素体)生成的进行性减少或消失,引起的局限性或泛发性脱色素性病变。临床无明显自觉症状,皮损以颜色减退、变白、境界鲜明为典型特点。本病可发生于任何年龄段,累及范围广,可涉及皮肤和黏膜的任何部位。临床易于诊断,难以治疗,是一种顽固性疾病。目前本病的原因不明,存在各种学说,包括自身免疫学说、神经起源学说、黑素细胞自毁学说等,众说纷纭,但都无法明确阐述发病原因,导致本病的临床疗效较差。随着社会的进步,人们更加注意自身形象问题,因其皮损特点,尤其是暴露部位皮损严重影响外观,对患者的身心造成重大影响。寻求病因或相关因素已成为迫切问题。临床观察发现,近年来白癜风发病率有所升高,就诊人数增多,很多患者反应发病或疾病加重有一定的因素,包括饮食、精神压力、环境等。

白癜风是一种原发性的局限性或泛发性皮肤色素脱失症,首见于《诸病源候论·白癜候》。历代学者对其有不同的认识。唐代《外台秘要》称之为"白驳",宋代《圣济总录》称为"驳白""斑白",云"……其状斑白过于疾癌,但不成掩耳……轻者仅有白点,重者数月内,举侧斑白毛发亦变白,终年不愈"。清代《外科大全》又称"白癜风"。临床表现不一,为大小不同、形状各异的局限性白色斑片,以多发于面、颈、手背以及对称性分布为重要特点。白癜风病因病机有不同的见解,归纳而言,主要为"风邪相搏""气血不和""气血瘀滞"等方面。

隋代巢元方等在《诸病源候论·白癜候》曰:"此是风邪搏于皮肤,血气不和所生也。"提出白癜风为风邪外感,搏于肌肤,致使血气失调所致。《医宗金鉴·白癜风》云:"由风邪相搏于皮肤,致令气血失和。"《证治准绳·疡医》云:"夫肺有风热,又风气外伤于肌肉,热与风交并,邪毒之气伏留于腠理,与卫气相搏,不能消散,令皮肤皱起,生白斑点,故名曰白癜风也。"这些都认为外风为白癜风的病因。有关文献中记载白癜风为"肝脏血虚生风所致",肝主血,为风木,肝血虚损,血虚生热,热甚易扰动肝风,即血虚生风。故风邪,无论是内风还是外风皆是白癜风的致病因素。《证治准绳·病医》云"此亦是风邪搏于皮肤,血气不和所生也",清代《医林改错》中认为"血瘀于皮里",主张活血化瘀法则,首创"通窍活血汤"治疗本病。

今人总结白癜风的病因为七情内伤,肝气郁结,气机不畅,复感风邪,搏于肌肤,气血失和而发病。病因病机包括外感风邪、肝气郁滞、气血失和等方面。

医案精选
◎案

孙某,女,19岁。主诉:沿口唇多发圆形指甲大小白斑月余。初起为微小白斑,初未在意,近来因学业繁忙,又需要登台演出,白斑日益增多、变大,影响美观,心理压力极大,情绪波动,较平时暴躁。舌淡红、苔薄白,脉平。经皮肤科诊断为白癜风,治疗无效,特来求诊。白癜风实为疑难杂症,本案既无表证又不见里证,遂先以稳定情绪为要。

处方：柴胡 15g，黄芩 15g，山栀子 15g，半夏 10g，生龙骨 30g，生牡蛎 30g，乌梅 15g，木瓜 10g，白芍 15g，赤芍 15g，香附 9g，郁金 10g。

药进 7 剂后，白斑无明显减退，唯觉情绪较以前平定，续进 7 剂后，效果大显，白斑基本消失，只留有右嘴角绿豆粒大小白斑一块，无碍美观。患者连声称奇，欣喜不已。后因情绪变化，又反复出现，又以原方加减调治数月，疾病终告痊愈。随访至今，一如常人。

按 本病病因复杂，实为难治。紧紧抓住情绪波动、神志不安这一症状，辨证施治，终收全功。运用辨证施治原则，取得了良好的效果，这同样也验证了伤寒大家刘渡舟的说法：用伤寒方治病，伤寒十居二三，用治杂病十居七八。

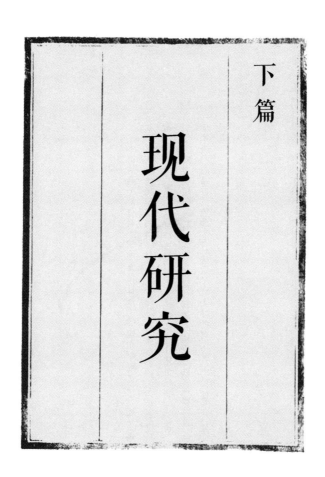

下篇

现代研究

本篇从两个部分对柴胡加龙骨牡蛎汤的应用研究进行论述：第一章不仅从现代实验室的角度对柴胡加龙骨牡蛎汤全方的作用机制进行探索，还从组成柴胡加龙骨牡蛎汤的主要药物药理作用进行研究分析。第二章为经方应用研究，对柴胡加龙骨牡蛎汤的理论基础、证治特色、临证应用进行总结性的梳理，并且选取了代表性的名医验案，以便更好地应用经方。

第一章　现代实验室研究概述

第一节　柴胡加龙骨牡蛎汤全方研究

一、柴胡加龙骨牡蛎汤作用机制研究

1. 对焦虑大鼠单胺递质、血 MAO 活力及海马神经组织的影响

研究发现,焦虑症的发生与包括去甲肾上腺素(NE)、5 - 羟色胺(5 - HT)、多巴胺(DA)及其各自主要代谢产物 3 - 甲氧基 - 4 - 羟苯乙二醇(MHPG)、5 - 羟吲哚乙二酸(5 - HIAA)、二羟苯乙酸(DOPCA)和高香草酸(HVA)在内的单胺类递质关系最为密切。王维勋等应用 Vogel 冲突实验建立大鼠焦虑模型,连续服用制备的柴胡加龙骨牡蛎汤给药10 天,观察模型大鼠舔水次数、脑指数、血单胺氧化酶(MAO)活力及脑组织单胺类递质 NE、DA 和 5 - HT 的影响。结果表明,柴胡加龙骨牡蛎汤能明显降低焦虑模型大鼠舔水次数与脑指数,增加血 MAO 活力,降低模型大鼠脑组织中的 5 - HT,且呈现剂量和药效作用的反线性关系,对 NE 和 DA 作用不明显。陆洁等用慢性不可预知应激刺激与孤养结合的方式建立大鼠慢性应激抑郁模型,通过开野实验和糖水偏好实验观察柴胡加龙骨牡蛎汤对模型大鼠行为学的影响;采用 HE 染色和星形胶质细胞标志物 - 胶质纤维酸性蛋白(GFAP)免疫组织化学染色。结果显示,柴胡加龙骨牡蛎汤能明显提高慢性应激模型大鼠糖水偏好程度、开野实验水平运动得分和垂直运动得分,显著增加模型大鼠星形胶质细胞的表达并且改善海马神经元的病理状态。康大力等通过复

制大鼠慢性应激抑郁模型,观察柴胡加龙骨牡蛎汤对大鼠血浆促肾上腺皮质激素(ACTH)、皮质酮(CORT)水平的影响。结果发现经过给予柴胡加龙骨牡蛎汤可显著降低血浆 ACTH、CORT 浓度。

2. 对睡眠时相的影响

慢波睡眠深睡期(SWS2)是整个睡眠时相中最重要的睡眠成分。黄莉莉等用去卵巢大鼠制备失眠动物模型,采用大鼠皮层脑电图描记技术,从睡眠时相方面阐明柴胡加龙骨牡蛎汤改善失眠症的药理作用。结果显示,去卵巢大鼠睡眠时相中的 SWS2 持续时间缩短,给予柴胡加龙骨牡蛎汤 7 天后能明显延长自由活动去卵巢大鼠 SWS2。

3. 对人血清脂联素和血清前胶原 PCⅢ的的影响

血清脂联素(APN)作为一种抗炎因子,可能在不稳定性心绞痛的发生、发展中发挥作用。脂联素可抑制血管内皮细胞、巨噬细胞、血管平滑肌细胞在动脉粥样硬化形成中的作用。脂联素还可通过抑制肝素结合表皮生长因子的表达来抑制血管平滑肌增殖。脂联素能够特异性地与血小板源性生长因子结合,从而抑制动脉粥样硬化灶的形成,进一步发挥血管保护的作用。刘伟通过测定 118 例不稳定性心绞痛患者的心电图、血脂、血糖和 APN 等各项相关指标,并通过统计学检验分析,发现柴胡加龙骨牡蛎汤有明显的改善心电图、降低血脂、降低胆固醇、显著升高 APN 的作用。高血压患者血清前胶原PCⅢ的上升反映心肌纤维化的发生和发展。李向前采用柴胡加龙骨牡蛎汤对 80 例原发性高血压病患者治疗 6 个月后,发现柴胡加龙骨牡蛎汤可降低血压、降低血清前胶原 PCⅢ的水平,并能对抗高血压引起的心肌纤维化。

二、临床应用研究

柴胡加龙骨牡蛎汤对神经系统有明显的调节作用,这早已为临床实践所证明,而药理实验的结果也同样证实了这种作用。近 10 年的文献显示柴胡加龙骨牡蛎汤的现代药理研究主要集中于对中枢神经系统疾病的药理作用上。

1. 神经系统

（1）抗应激作用：柴胡加龙骨牡蛎汤对应激负荷下丘脑、扁桃核的多巴胺神经系兴奋显示用量依赖性的抑制活性。由此推测，柴胡加龙骨牡蛎汤的抗应激作用并非是柴胡加龙骨牡蛎汤对外周皮质酮代谢转换直接作用的结果，而是对脑内单胺类神经系的作用有明显影响。用 6 周龄 MY 系雄性小鼠，以固定应激（IMs）、强制游泳应激（FSS）、电休克（ES）、条件恐怖应激（CFS）及病理应激（PS）造成应激模型。各种应激模型在应激负荷状态下，经过给予柴胡加龙骨牡蛎汤煎煮后冷冻干燥颗粒，在条件恐怖应激回置笼内 1 小时前、病理应激负荷和 1 小时前分别给予柴胡加龙骨牡蛎汤，明显抑制因应激负荷所致血清中肾上腺皮质酮含量的上升。柴胡加龙骨牡蛎汤的抗应激作用，在精神因素大于物理因素的应激模型中，效果更显著。

（2）治疗癫痫：柴胡加龙骨牡蛎汤对 PTZ 点燃型癫痫大鼠脑组织氨基酸含量的影响主要表现为：兴奋性氨基酸天冬氨酸（ASP）、谷氨酸（Glu）有降低趋势，但无统计学意义（$P > 0.05$），而抑制性氨基酸 GABA、丙氨酸（Ala）均有所增加。其中 GABA 增加非常显著（$P < 0.01$），而甘氨酸（Gly）略有降低。戊四唑点燃癫痫大鼠经柴胡加龙骨牡蛎汤治疗后，大鼠海马内 cGMP 含量明显下降，而 cAMP 含量进一步增加，表明柴胡加龙骨牡蛎汤对 PTZ 点燃癫痫模型大鼠海马内 cAMP、cGMP 含量的改变有一定的调节作用。现代研究表明，脑内 cAMP 含量的进一步增加，反作用于细胞膜，改变细胞膜离子通透性，减弱神经兴奋性，使发作停止或减弱，因而提高脑内 cAMP 水平而可能有抗痫作用。在柴胡加龙骨牡蛎汤 50mg/kg 单剂量或反复给药后，小鼠大脑皮质和纹状体的 DA 及 5 - HT 相关物质含量均增加，下丘脑的 NE 含量降低，海马的 3 - 甲氧基 - 4 - 羟苯基乙二醇（MHPG）增加。另外，柴胡加龙骨牡蛎汤能明显增加抑郁大鼠模型下丘脑、纹状体、边缘区和大脑皮层 NA、DA 的含量，对于 5 - HT 的含量，在与情感和情绪活动密切相关的边缘区以及纹状体，本方可使之显著增多，在大脑皮层亦呈升高趋势，表明该方抗抑郁作用机制与增加脑内 NA、DA 和 5 - HT 的含量有关。

2. 其他

柴胡加龙骨牡蛎汤的现代药理研究认为，本方对神经系统疾病的治疗特别是癫痫的治疗提供了理论支持。但这基本上是把柴胡加龙骨牡蛎汤当作西药来做药理实验研究的。一方面，西药的药理研究是在一种可控的情况下对药物的作用机制进行研究，与临床有一定的差距；另一方面，这一研究并不能完全为中医理论发展提供实质性的帮助。对于我们在临床上实际运用柴胡加龙骨牡蛎汤作用甚微。中药是在中医基础理论指导下的用药，所以本文从其中医作用机制予以探讨，为临床正确且有效应用柴胡加龙骨牡蛎汤治疗疾病提供思路与理论支持。

三、实验研究

伊藤忠信等的研究结果表明，DDY 系雄性小鼠的自发运动量与生理盐水相当，而对甲苯丙胺（MAM）所致的自发运动量增大，在投药后第 2、第 3 小时有明显的抑制作用；但对戊巴比妥钠（PB）所致的自发运动量减少，在投药后第 3 小时比对照组增大，说明本方对神经系统的作用并非单纯性抑制。在此基础上，伊藤忠信等进一步研究了本方的抗癫痫作用。据《日本医学论坛报》报道，他们用小鼠先服此汤后，用通电方式诱发癫痫，结果可明显缩短较长时间的发作；用士的宁、戊四氮、印防己毒素等药物诱发小鼠癫痫，本方也可减少其发作次数和死亡率，延长存活期。脑内单胺代谢一旦受阻，则易发癫痫，而本方可促进与运动反射有关的纹状体的单胺代谢，由此改善传递物质的代谢而抑制癫痫发作。这一推断已得到了某种程度的证实。道尻诚助等以 DDY 系雄性小鼠为对象，经过 1 次或多次（每日 1 次，7 天）投与本方 50mg/kg、400mg/kg，结果表明 50mg/kg 剂量对海马的单胺类物质无影响，但可促进大脑皮质和纹状体的 DA 系，抑制丘脑下部的 NE 系；其对纹状体的作用较 400mg/kg 剂量更显著。徐国龙等观察戊四唑（PTZ）点燃型癫痫大鼠服用柴胡加龙骨牡蛎汤治疗后脑内氨基酸含量的变化，结果提示癫痫的发作及柴胡加龙骨牡蛎汤抗癫痫的作用可能与脑内 ASP、Glu 及 Gly、GABA、Ala 的变化有关。

柴胡加龙骨牡蛎汤加减方具有明确的抗焦虑药效学作用，其作用机制尚需进一步研究。小鼠强迫游泳试验表明，柴胡加龙骨牡蛎汤、甘麦大枣汤、百合地黄汤等经方均有抗抑郁作用,其中柴胡加龙骨牡蛎汤作用更为显著。采用慢性应激的大鼠模型进一步证实,柴胡加龙骨牡蛎汤具有抗抑郁作用。投与本方的鼠脑内 5 - 羟色胺量,在边缘系、中脑、大脑皮质、小脑中明显降低,在纹状体、海马、丘脑下部、延髓部同对照组虽无明显差别,但显示了降低倾向,表明其有抑制脑内 5 - 羟色胺代谢的作用。已确认本方在鼠纹状体中,能增加多巴胺的代谢产物 3 - 甲氧基酪胺及高香草酸,表明其能增加多巴胺的释放,并有使其代谢亢进的作用。在固定刺激、强制游泳刺激和电休克负荷状态下,小鼠血清中肾上腺皮质酮含量明显上升,即使在应激负荷 1 小时前给予本方,对血清中多酮含量亦无影响;但在条件恐怖刺激负荷和 1 小时前分别给药,却明显抑制应激负荷所致血清中肾上腺皮质酮含量的上升。由此表明,本方的抗应激作用,在精神因素大于物理因素的应激模型中,效果更显著。在探讨本方对血小板聚集功能影响方面,中西幸三等做了大量工作,并取得了一定的进展。研究表明,本方对血小板没有直接凝集作用,但能增强肾上腺素对血小板的凝集作用,这种凝集作用可被育亨宾阻断,而不被呱哇嗪和乙基马来酰胺阻断,因此认为是对 α2 - 肾上腺素能受体具有激动作用。在急性负荷的临床病例中,也同样见到有增强肾上腺素的凝集及降低肾素活性的作用。实验结果表明,在方剂组成中,柴胡、黄芩、桂皮、大黄、龙骨及甘草有增强肾上腺素二次凝集的作用,而半夏、茯苓、人参、生姜、牡蛎、枳实、芍药则无此作用;桂皮、黄芩、大枣、大黄及甘草有增强 ADP 二次凝集的作用,而柴胡、半夏、茯苓、人参、生姜、龙骨、牡蛎、枳实、芍药则无此作用;任何生药对胶原凝集都无影响;柴胡加龙骨牡蛎汤的肾上腺素凝集增强作用,随着人参量的增加而被抑制。本方对心血管系统亦具有良好的调节作用。

实验表明,本方对高胆固醇饲料喂养的 DDY 系小鼠的肝、心、主动脉脂质有降低的倾向,而且主动脉的 Ca、P、Mg 值及 45Ca 结合量有降低倾向,胶原量降低,说明长期服用有防止动脉硬化的作用。唐氏等将家兔静脉点滴儿茶酚胺,持续 1 周,导致其心血管功能损伤,心输出量减少,心脏指数和心肌收缩能力显著降低,外周阻力和心室舒张压明显增加,发生急性左心力衰竭和肺水肿。此时在组织学上可见心肌出血、心肌纤维变性坏死和肺瘀血及渗出等损伤。如使用本方可有效地保护机体抵抗儿茶酚胺对心血管的损伤作用,并未见不良反应。研究者认为,循环儿茶酚胺水平的增加,在高血压、甲状腺功能亢进、动脉硬化、脑溢血、心绞痛、心脏神经官能症和心瓣膜病等发病过程中有着密切的关联,因此本方有防止儿茶酚胺对机体心血管损伤的作用,可能是其治疗高血压等心血管疾病的重要机制之一。

通过对柴胡加龙骨牡蛎汤的文献整理,我们看到柴胡加龙骨牡蛎汤最主要的功能在于调节精神情志。通过对药味的加减,使其治疗范围大大拓展。综上所述,柴胡加龙骨牡蛎汤古今应用均较广泛,症状复杂,内科、外科、妇科、儿科、五官等各科均较常用。比如高血压、高血脂、甲亢、肺结核、儿童多动症、男性慢性骨盆疼痛综合征、尿道综合征、小儿尿频等,充分体现了柴胡加龙骨牡蛎汤疾病治疗范围的多元性。原文用于伤寒八九日,误用攻下之法,使病邪内陷,形成表里俱病、虚实互见的变证。《医宗金鉴》曾谓:"是证也,为阴阳错杂之邪;是方也,亦攻补错杂之药。柴、桂解未尽之表邪,大黄攻已陷之里热,人参、姜、枣补虚而和胃;茯苓、半夏利水而降逆,龙骨、牡蛎、铅丹之涩重,镇惊收心而安神明,斯为以错杂之药而治错杂之病也。"

柴胡加龙骨牡蛎汤的辨证要点以精神神经症状较为突出,故多用于治疗癫、狂、痫等疾病及失眠、烦躁、头晕等精神抑郁症,或改善因过度兴奋而表现抽动、气上冲等症状。其次,对表现为少阳病主证胸胁部满闷、纳呆运用此方也较为常见。另外,临床也有医家运用此方治疗痰浊内盛而表现出的麻木、酸重,舌象以红舌多见,可见薄黄、黄厚、厚腻苔;脉象以弦滑、弦数、弦细最多见。古今医家对柴胡加龙骨牡蛎汤的广泛运用积累了丰富的经验,为我们掌握辨治规律、开拓思路、临床辨证选用该方提供了依据。

第二节 主要组成药物的药理研究

一、柴胡

1. 解热作用

早年证明,大剂量的柴胡煎剂(5g 生药/kg)或醇浸膏(2.5g 生药/kg)对人工发热的家兔有解热作用。对用伤寒混合疫苗引起发热的家兔,口服煎剂或浸剂(2g/kg),也有轻度的降温作用。此后又有报道,柴胡煎剂的解热作用并不明显,而柴胡苷 200~800mg/kg 口服,对小鼠有确定的降低正常体温及解热作用。

2. 镇静、镇痛作用

柴胡苷口服,对小鼠有镇静作用(爬杆试验),并能延长环己巴比妥引起的睡眠;它有良好的镇痛作用和较强的止咳作用,但无抗惊厥作用,也不降低横纹肌的张力。有人认为,柴胡苷可列入中枢抑制剂一类。

3. 抗炎作用

柴胡苷口服(600mg/kg)可显著降低大鼠足踝的右旋糖酐、5 - 羟色胺性水肿。在大鼠的皮下肉芽囊肿(巴豆油及棉球法)试验中,确定柴胡苷有抗渗出、抑制肉芽肿生长的作用。柴胡单用或配成复方均有效,其抑制肉芽肿生长的作用强于其抗渗出的作用;祛瘀活血方(当归芍药散、桃仁承气汤、大黄牡丹皮汤等)则在作用强度方面与柴胡相反,故建议二者合用。柴胡苷能抑制组胺、5 - 羟色胺所致的血管通透性的增高,轻度抑制肋膜渗出;而对角叉菜胶、醋酸性水肿则无效,对豚鼠的组胺性休克及小鼠的过敏性休克亦无保护作用。

4.抗病原体作用

曾有报道指出,北柴胡注射液对流行性感冒病毒有强烈的抑制作用,从此种注射液馏出的油状未知成分对该病毒也有强烈抑制作用。对结核杆菌的某一菌株据称有效。有人曾推测北柴胡可阻止疟原虫的发育,但实验研究尚未证实。

5.对肝脏的影响

对因喂食霉米而发生肝功能障碍的小鼠,同时喂食北柴胡,则谷丙转氨酶及谷草转氨酶升高,远较不给柴胡的对照组轻;柴胡苷之作用,似不及北柴胡粉。对伤寒疫苗引起的兔肝功能障碍(尿胆原呈阳性反应),口服北柴胡煎剂(0.5~1.0g生药/kg),有较显著的改善作用;对乙醇引起的肝功能障碍亦有效,但不如甘草;对有机磷引起的肝功能障碍则效力很差,而对四氯化碳引起的无效。对注射新鲜鸡蛋黄溶液引起的大鼠实验性"肝纤维化",亦无保护作用。有研究表明同属植物新疆柴胡及圆叶柴胡有利胆作用。

6.对心血管作用

北柴胡醇浸出液能使麻醉兔血压轻度下降,对离体蛙心有抑制作用,阿托品不能阻断此种抑制,北柴胡注射液则虽用较大剂量对在位猫心、血压皆无影响。柴胡苷对犬能引起短暂的降压反应,心率减慢;对兔亦有降压作用,并能抑制离体蛙心、离体豚鼠心房,收缩离体兔耳血管。

7.其他作用

北柴胡煎剂或醇提取物,予兔口服,可升高血糖。煎剂有溶血作用(相当于Merk制纯皂苷的1/100)。产地及采集时间不同,皂苷含量及溶血强度也不同。此外,金黄柴胡的花、叶、茎浸剂对动物有利胆作用,对胆囊炎、胆管炎及肝炎亦有治疗作用,它能提高胆汁中胆酸、胆红质的含量,增大胆汁的胆甾醇-胆盐系数。

二、黄芩

1.抗菌作用

黄芩煎剂100%浓度,平板法试验,对痢疾杆菌、伤寒杆菌、副伤寒杆菌、霍乱弧菌、大肠杆菌、变形杆菌、绿脓杆菌、葡萄球菌、溶血性链球菌(A、B)、肺炎双球菌、白喉杆菌等有抑制作用。

2. 抗真菌作用

黄芩煎液,试管斜面法试验4%浓度抑制犬小芽孢菌及堇色毛癣菌,8%浓度抑制许兰黄癣菌,10%浓度抑制许兰黄癣菌蒙古变种,15%浓度抑制共心性毛癣菌及铁锈色毛癣菌。黄芩水浸剂1:3浓度在试管内对堇色毛癣菌、同心性毛癣菌,许兰黄癣菌、奥杜盎小芽孢癣菌、羊毛样小芽孢癣菌、红色表皮癣菌、K、W、氏表皮癣菌、星形奴卡菌等有不同程度的抑菌作用。

3. 抗病毒作用

黄芩煎剂25%～100%浓度,体外试验对乙型肝炎病毒DNA复制有抑制作用。

4. 抗炎、抗变态反应

黄芩70%乙醇提取物200mg/kg、500mg/kg灌胃,黄芩素、黄芩苷、汉黄芩素50mg/kg、100mg/kg灌胃,可抑制乙酸引起的小鼠腹腔渗出增加,对48/80(一种化合物名称,Sigma生产)引起的大鼠足肿也有抑制作用,黄芩70%乙醇提取物500mg/kg灌胃,黄芩素、黄芩苷及汉黄芩素100mg/kg灌胃对大鼠佐剂性关节炎有抑制作用。黄芩水提物100mg/kg、200mg/kg灌胃,对大鼠被动皮肤过敏反应(PCA)有抑制作用,但对氯化苦引起的小鼠接触皮炎(耳肿胀)无明显影响。黄芩抑制被动皮肤过敏反应(PCA)的有效成分为黄芩苷及黄芩素。黄芩苷、黄芩素对实验性气喘有效,黄芩苷4～10g/mL浓度可抑制豚鼠气管Schultz－Dale反应38%,并有抗组胺、抗胆碱及罂粟碱样作用。10mg/kg静脉注射于抗原攻击前10分钟给药,对豚鼠过敏性气喘有抑制作用;BPS及BSS于4～10g/mL浓度对离体豚鼠肠管及气管chultz－Dale反应均有抑制作用;BPS及BSS 5mg/kg静脉注射,对大鼠反向皮肤过敏反应(RCA)有抑制作用;5～10mg/kg静脉注射也抑制Forssman皮肤血管炎,但对Arthus反应无明显影响。

5. 对中枢神经系统的作用

黄芩煎剂4g/kg腹腔注射,对小鼠防御性条件反射可使阳性反射时延长,而对非条件反射及分化无影响,说明黄芩可加强皮层抑制过程。黄芩煎剂 2g/kg,对伤寒混合疫苗致热家兔有解热作用。但也有报道黄芩水煎剂或乙醇浸剂 5~9g/只灌胃,或 2g/只肌内注射,均不能证明黄芩对伤寒疫苗致热家兔有解热作用。

6. 抗血小板聚集及抗凝

黄芩素、汉黄芩素、千层纸素 A、黄芩黄酮 II 及白杨素(chrysin)于浓度 1.0mg/mL 时,均可抑制胶原诱导的大鼠血小板聚集,白杨素对 ADP 诱导的血小板聚集也有抑制作用,黄芩素及汉黄芩素对花生四烯酸诱导的血小板聚集也有抑制作用,黄芩素及黄芩苷对凝血酶诱导的纤维蛋白原转化为纤维蛋白也抑制;黄芩素及黄芩苷 20mg/kg、50mg/kg 灌胃,对内毒素诱导的大鼠弥漫性血管内凝血,可以防止血小板及纤维蛋白原含量的降低。

7. 降血脂作用

黄芩水浸液 10%2mL/只灌胃,连续给药 7 周,可使胆固醇喂饲的家兔血清胆固醇含量下降。黄芩素、黄芩苷 100mg/kg 灌胃,可降低实验性高血脂大鼠玉米油 – 胆固醇 – 胆酸喂饲血清游离脂肪酸、甘油三酯及肝三酰甘油的含量,黄芩黄酮 II 100mg/kg 灌胃,可降低血清总胆固醇及肝三酰甘油的含量,增加血清高密度脂蛋白 – 胆固醇(HDL – ch)的含量,汉黄芩素 100mg/kg 灌胃,可防止肝三酰甘油的沉积并增加血清 HDL – ch 的含量。黄芩素、黄芩苷 100mg/kg 灌胃,对乙醇引起的高血脂大鼠,可降低肝总胆固醇、游离胆固醇及三酰甘油含量,汉黄芩素能降低血清三酰甘油的水平,黄芩素能增加血清 HDL – ch 含量。

8. 保肝、利胆、抗氧化

黄芩甲醇提取物 1 000mg/kg 腹腔注射,对异硫氰酸萘酯(ANIT)引起的大鼠肝损害有抑制作用,可抑制血清胆红素的增加。黄芩醇提物 50mg/kg、100mg/kg,黄芩苷 50mg/kg、100mg/kg 灌胃,对家兔有利胆作用。汉黄芩素 $10^{-4} \sim 10^{-6}$ mol/L 浓度体外试验,对大鼠肝微粒体脂质过氧化有抑制作用,使丙二醛(MDA)含量下降。黄芩素及黄芩苷 2.5×10^{-4} mol/L,1.0×10^{-4} mol/L,汉黄芩素 2.5×10^{-4} mol/L,黄芩黄酮 II 2.5×10^{-4} mol/L,汉黄芩素

– 7 – O – D 葡萄糖醛酸 2.5×10^{-4} mol/L, 1.0×10^{-4} mol/L, 对 FeC12 – 维生素 C – ADP 混合物诱导的大鼠肝匀浆脂质过氧化有抑制作用, 使肝 MDA 的形成显著下降, 对 NADPH – ADP 引起的脂质过氧化也有抑制作用。

9. 抗癌作用

黄芩醚提物对小鼠白血病 L1210 细胞有细胞毒作用, 半数有效量为 10.4mg/mL, 黄芩黄酮 II 对小鼠 L1210 细胞的半数有效量为 1.5μg/mL, 黄芩苷、黄芩素及汉黄芩素对 L1210 作用不显著。

10. 其他作用

黄芩素 10mg/kg、20mg/kg 静脉注射, 对麻醉犬有利尿作用。黄芩煎剂 4g/kg 灌胃, 对大鼠半乳糖性白内障有防治作用, 可延缓白内障的形成。黄芩苷对大鼠晶体醛糖还原酶有抑制作用, 其 ID_{50} 为 1.81×10^{-3} mg/mL。黄芩苷 150mg/kg 灌胃, 对链黑霉素引起的糖尿病大鼠血糖水平无明显下降作用, 但红细胞山梨醇含量于治疗后显著降低, 提示在动物体内也有抑制醛糖酶的作用, 有可能用于糖尿病性并发症的防治。黄芩苷、黄芩素及汉黄芩素 $50 \sim 125\mu$g/mL 对小鼠肝唾液酸酶有抑制作用。黄芩苷 100mg/kg、葡萄糖醛酸 43mg/kg 皮下注射均可对抗士的宁引起的小鼠死亡, 而苷元黄芩素无效, 认为黄芩苷水解后的葡萄糖醛酸起到解毒作用。黄芩对 PGs 的代谢有较广泛的影响, 黄芩水提物对 PGs 的生物合成有抑制作用。

三、半夏

1. 镇咳作用

生半夏、姜半夏、姜浸半夏和明矾半夏的煎剂, $0.6 \sim 1$g/kg 灌胃或静脉注射, 对猫碘液注入胸腔或电刺激喉上神经所致的咳嗽有明显的镇咳作用, 且可维持 5 小时以上。0.6g/kg 的镇咳作用接近于可待因 1mg/kg 的作用。

2. 抑制腺体分泌的作用

半夏制剂腹腔注射, 对毛果芸香碱引起的唾液分泌有显著的抑制作用, 亦有报道煎剂口服时, 唾液分泌先增加, 后减少。

3. 镇吐和催吐作用

半夏加热炮制或加明矾、姜汁炮制的各种制剂,对去水吗啡、洋地黄、硫酸铜引起的呕吐,都有一定的镇吐作用。上述 3 种催吐剂的作用机制不同,而半夏都可显示镇吐作用,推测其镇吐作用机制是对呕吐中枢的抑制。

4. 抗生育作用

半夏蛋白 $1.25mg/mL$(在 0.9% NaCl 中)皮下注射 $0.2mL$ 对早孕小鼠的抑孕率为 50%。结晶半夏蛋白经 6M 盐酸胍变性后,用分步透析法(即用缓冲液等体积递减稀释变性剂),最终恢复半夏蛋白在生理盐水中平衡,去除变性剂后可以重新天然化,并恢复其原有活力。不同逆转条件的恢复半夏蛋白,对小鼠抗早孕的抑孕率为 $69\% \sim 88\%$,仅一种逆转条件为 $5 \sim 8℃$ 者,抑孕率仅 36%。经半夏蛋白作用后的子宫内膜能使被移植的正常胚泡不着床。在子宫内经半夏蛋白孵育的胚泡移植到同步的假孕子宫,着床率随孵育时间延长而降低。

5. 对胰蛋白酶的抑制作用

半夏胰蛋白酶抑制剂只抑制胰蛋白酶对酰胺、酯、血红蛋白和酪蛋白的水解,不能抑制胰凝乳蛋白酶、舒缓激肽释放酶、枯草杆菌蛋白酶和木瓜蛋白酶对各自底物的水解。抑制剂对猪胰蛋白酶水解酰胺、酯、血红蛋白和酪蛋白的重量抑制比值分别为 $1:0.71$、$1:0.88$、$1:0.71$ 和 $1:0.71$。从化学分子大小的范围看,半夏胰蛋白酶抑制剂应属大分子抑制剂。

6. 炮制品的药理作用

清半夏(按《中国药典》1985 年版制法)水煎液 200% 浓度 $26.5mL/kg$ 预防给药时,对氯化钡诱发的大鼠室性心律失常有明显的对抗作用($P < 0.05$)。小鼠腹腔注射 $60g/kg$ 对自发活动有明显的影响($P < 0.05$)。腹腔注射 $15g/kg$ 或 $30g/kg$ 可显著增加戊巴比妥钠阈下催眠剂量的睡眠率($P < 0.05$)。并有延长戊巴比妥钠睡眠时间的趋势,但无统计学意义。大剂量对电惊厥有轻微的对抗趋势。$30mL/kg$ 剂量灌胃,可明显抑制($P < 0.05$)硝酸毛果芸香碱 $5mg/kg$ 对唾液的分泌作用。

7. 其他作用

（1）降压作用：半夏浸膏对离体蛙心和兔心呈抑制作用。

（2）凝血作用：半夏蛋白也是一种植物凝集素，它与兔红细胞有专一的血凝活力，浓度低至 $2\mu g/mL$ 仍有凝集作用。

（3）促细胞分裂作用：半夏蛋白的促细胞分裂作用亦有动物种属专一性，它促使兔外周血淋巴细胞转化，但不促使人外周血淋巴细胞分裂。

四、人参

1. 人参对中枢神经系统具有兴奋作用，但量大时反而有抑制作用。能加强动物高级神经活动的兴奋和抑制过程。并能增强机体对一切非特异性刺激的适应能力，能减少疲劳感（人参的根、茎、叶均能延长小白鼠游泳的持续时间）。

2. 人参对心肌及血管有直接作用，一般在小剂量时兴奋，大剂量时抑制。10%人参浸液 $1mL/kg$ 给猫（或兔）灌胃，对心肌无力有一定的改善作用。复温期间有相当程度的恢复。亦有抗过敏性休克及强心的作用。人参对大鼠心肌细胞膜三磷酸腺苷酶活性有抑制作用。

3. 加强机体对有害因素的抵抗力：①能使感染疟原虫的鸡免于急性死亡，且鸡的体重还逐渐增加。②能抑制实验动物由于注射牛奶或疫苗所引起的发热反应。③能增强人体适应气温变化的能力。④犬在大量失血或窒息而处于垂危状态时，立即注射人参制剂，可使降至很低水平的血压稳固回升。⑤能延长受锥虫感染的小鼠的存活时间。⑥能抑制注射松节油或由于兔耳壳冻伤而引起的全身炎症反应。⑦促进某些实验性损伤的愈合。⑧有抗维生素 B_1、维生素 B_2 缺乏症的作用。⑨能加速家兔实验性角膜溃疡的愈合作用。⑩能减弱某些毒物（苯、四乙铅、三甲酚磷酸等）对机体的作用。

4. 对因肾上腺素引起的高血糖动物有降低血糖的作用；对糖尿病患者除能自觉改善症状外，还有轻微的降血糖作用，并与胰岛素有协同作用。

5. 能促进动物的性腺功能，小白鼠吃小量人参，能产生举尾现象。

6. 在适当剂量，对家兔也能增加体重，使血浆白蛋白与球蛋白的比值上升。

7.刺激造血器官,有改善贫血的作用。

8.长期服用小量,可使网状内皮系统机能亢进;剂量过大,则呈相反作用。

五、生姜

1.对消化系统的作用

对装有隔离小胃及食管瘘的犬,用50%煎剂置于口腔中,可对胃酸及胃液的分泌呈双向作用,最初数小时内为抑制,后则继以较长时间的兴奋。向胃内灌注25%煎剂200mL,则呈兴奋作用。隔离小胃犬试服生姜0.1~1.0g,胃液分泌增加并刺激游离盐酸分泌,但胃蛋白酶对蛋白的消化作用却降低,脂肪酶的作用增强。浸膏能抑制硫酸铜引起的犬的呕吐,服姜汁10%~50%30mL也有效,但5%30mL则无效。从生姜中分离出来的姜油酮及姜烯酮的混合物亦有止吐效果,最小有效量为3mg,对阿扑吗啡引起的犬呕吐及洋地黄引起的鸽呕吐均无效。家兔经消化道给予姜油酮可使肠管松弛,蠕动减退。生姜是驱风剂的一种,对消化道有轻度刺激作用,可使肠张力、节律及蠕动增加,有时继之以降低,可用于治疗因胀气或其他原因引起的肠绞痛。

2.对循环和呼吸的作用

正常人口嚼生姜1g(不咽下),可使收缩压平均升高11.2mmHg,舒张压上升14mmHg,对脉率则无显著影响。乙醇提取液对麻醉猫血管运动中枢及呼吸中枢有兴奋作用,对心脏也有直接兴奋作用。

3.抗菌及抗原虫作用

体外试验水浸剂对堇色毛癣菌有抑制作用,对阴道滴虫有杀灭作用。

4.其他作用

蛙皮下注射、家兔静脉注射大量姜油酮,能引起中枢运动麻痹,对兔有时血压可下降。

六、大枣

1. 抗肿瘤作用

对N-甲基-N-硝基-N-亚硝基胍(MNNG)诱发大鼠腺胃癌的抑制作用。对肉瘤-180增殖的抑制作用从大枣分离得到的三萜类化合物中进一步分离出游离型、酯活性的桦木酸、山楂酸,连续给药7天(25mg/日),对5%~35%肉瘤-180增殖有抑制效果,特别是山楂酸,连续给药14天,有61%的抑制效果,比5-Fu抑制率更强。

2. 抗I型变态反应的作用和对IgE抗体产生有特异性抑制作用。

3. 对中枢神经的抑制作用:采用延长硫喷妥钠作用作为指标,发现大枣内苯甲醇糖苷、柚配质(糖苷等多种化合物)具有显著降压作用,并确认柚配质(糖苷类)能降低自发运动,刺激反射作用,强直性木僵作用,并对中枢神经有抑制作用。

4. 对体重、肌力的作用:实验证明有增加体重、增强肌力作用。

5. 对实验性肝病变家兔血清白蛋白的影响:说明肝脏功能降低对硫喷妥钠的解毒作用,肝脏发生轻度病变。然后再用30%大枣煎剂,每天上午喂食前腹腔注射1周。实验性家兔进行自身对照血清白蛋白,结果表明:总蛋白正常值5~14g/L,治疗前4.6g/L,治疗后1周4.90g/L;白蛋白正常值3.10g/L,治疗前2.46g/L,治疗1周后3.00g/L;球蛋白2.04g/L(正常值)治疗前2.23g/L,治疗1周后1.90g/L。

七、龙骨

促进血凝,降低血管壁通透性及抑制骨骼肌兴奋作用。

八、铅丹

促进血凝,降低血管壁通透性及抑制骨骼肌兴奋作用。

九、茯苓

1.利尿作用

茯苓煎剂 3g 或临床常用量对健康人并无利尿作用,犬静脉注射煎剂 0.048g/kg 亦不使尿量增加,对大白鼠亦无效或很弱,兔口服煎剂(接近临床人的用量)亦不增加尿量。但有用其醇提取液腹腔注射于家兔,或用水提取物于兔慢性实验,谓有利尿作用,煎剂对切除肾上腺大鼠单用或与脱氧皮质酮合用能促进钠排泄,因此茯苓的利尿作用还值得进一步研究。茯苓含钾 97.5mg/mL,以 30mg/mL 水煎剂计算,含钠 0.186mg/mL、钾 11.2mg/mL,故茯苓促进钠排泄与其中含钠量无关(因钠含量太低),而增加钾排泄则与其所含大量钾盐有关。五苓散在慢性输尿管瘘犬(静脉注射)、健康人及兔(口服煎剂),大鼠口服醇提溶液均表现明显的利尿作用,在犬的实验中可使钠、钾、氯排出增加,但五苓散中主要利尿药物为桂枝、泽泻、白术。也有报道,五苓散煎剂给大鼠口服,剂量增至 1g/100g 亦未能证明有利尿作用。

2.抗菌作用

试管内未发现茯苓有抑菌作用。乙醇提取物体外能杀死钩端螺旋体,水煎剂则无效。

3.对消化系统的影响

茯苓对家兔离体肠管有直接松弛作用,对大鼠幽门结扎所形成的溃疡有预防效果,并能降低胃酸。

4.其他作用

茯苓能降低血糖,酊剂、浸剂能抑制蟾蜍离体心脏,乙醚或乙醇提取物则能使心收缩加强。对洋地黄引起的鸽呕吐无镇吐作用。

十、大黄

1.掌叶大黄及鸡爪大黄泻下的有效成分是结合状态的大黄酸和类似物。本品因含鞣质及没食子酸等,又具收敛作用,故大剂量使用大黄时先泻后便秘。若煎药时间过长,则蒽醌类化合物及结核性大黄酸和其类似物破坏较多,鞣酸等成分大量煎出,故仅有致便秘作用,而无泻下作用。

2. 有增加血小板、促进血液凝固等止血作用。

3. 本品可促进胆汁等消化液分泌,有利胆、排石和增进消化作用。

4. 大黄酊剂、浸剂经家兔实验有降压作用,其中以酊剂效果较好。

5. 大黄素对抗乙酰胆碱引起的小鼠离体肠痉挛作用强于对抗豚鼠气管痉挛的作用。

6. 本品有降低血清高胆固醇的作用。

7. 掌叶大黄及大黄酸、大黄素均有利尿作用,以大黄酸作用最强。

8. 抑菌试验:大黄的抗菌作用强,抗菌谱广,其有效成分已证明为蒽醌衍生物,其中以大黄酸、大黄素和芦荟大黄素的抗菌作用最好。大黄酸和大黄素对金黄色葡萄球菌的最低抑菌浓度分别为 $15\mu g/mL$ 及 $10\mu g/mL$。此外对痢疾杆菌、伤寒杆菌、霍乱弧菌、大肠杆菌、绿脓杆菌、葡萄球菌、链球菌、肺炎双球菌、白喉杆菌、炭疽杆菌及皮肤真菌等均有抗菌作用。

十一、桂枝

1. 抗菌作用

桂枝醇提物在体外能抑制大肠杆菌、枯草杆菌及金黄色葡萄球菌,有效浓度为 $25mg/mL$ 或以下;对白色葡萄球菌、志贺痢疾杆菌、伤寒和副伤寒甲杆菌、肺炎球菌、产气杆菌、变形杆菌、炭疽杆菌、肠炎沙门菌、霍乱弧菌等亦有抑制作用(平板挖洞法)。

2. 抗病毒作用

用人胚肾原代单层上皮细胞组织培养,桂枝煎剂(1:20)对流感亚洲甲型京科 68-1 株和孤儿病毒(ECHO11)有抑制作用。在鸡胚上,对流感病毒有抑制作用,以 70% 醇浸剂作用较好。

3. 利尿作用

用含桂枝的五苓散 $0.25g/kg$ 给麻醉犬静脉注射,可使犬尿量明显增加,单用桂枝静脉注射($0.029g/kg$)利尿作用比其他四药单用显著,故认为桂枝是五苓散中主要利尿成分之一,其作用方式可能似汞撒利。

十二、牡蛎

有收敛、镇静、解毒、镇痛的作用;牡蛎的酸性提取物在活体中对脊髓灰质炎病毒抑制作用,使感染的鼠死亡率降低。

第二章　加减传世方简编

第一节　用方规律

　　我们对近 10 年现代医家运用柴胡加龙骨牡蛎汤治疗疾病进行了分析研究,发现大多数医家都是在原方基础上,经过加减药味取得了很好的疗效,尤其对精神疾病患者疗效甚佳。而由精神情志引发的症状纷繁复杂,但经仔细梳理发现,多数症状与柴胡汤证相关,病变部位也多在肝胆经上。应用柴胡加龙骨牡蛎汤时,表现抑郁或躁狂症状的疾病均可用本方,这表明柴胡加龙骨牡蛎汤在调节精神情志方面是双向的。临床医者运用经方的形式多以临证化裁为主,或以原方进行加减,或与他方合用。如此运用经方,则可使经方更为适合具体病证,其应用范围也更为广泛。

　　其用方规律可概括为如下几点。

一、以辨证为主,辨证与辨病相结合

　　中医的精髓是辨证论治与整体观念。无论何病,需要辨证才能进行治疗。如不寐病证,不讲辨证,是无从治疗的,必须辨明其属何证,是心肾阴虚、阴阳不交,还是肝气郁结、痰热内扰,或是肝血亏虚、血不藏魂等,才能出治法方药,也才能有好的疗效,此即同病异治。又不寐与躁狂证,若其证同属郁热内扰心胸之栀子豉汤证,则治法方药相同,此即为异病同治。徐灵胎曾说:"方之治病有定,而病之变迁无定,知其一定之治,随其病之千变万化

而用之不爽"(《伤寒论类方·序》)。辨证论治是中医的特色,也是同病异治或异病同治的基础。柴胡加龙骨牡蛎汤强调以和解少阳、通阳泻热兼宁心安神为法,只要辨证准确,可达到卓越疗效。

二、抓主证,用经方

抓主证,用经方是经方临床应用的重要辨证思路。张仲景对每方所治的病证,均指出了其主证,而主证相对于其他症状而言,是最能表现疾病病机的,与病机相比,又更为具体和直观。刘渡舟曾说:"主证是辨证的关键,反映了疾病的基本变化,是最可靠的临床依据。"抓住了主证,就能更深入理解汤证的病机,抓主证用经方,见是证而用是方,从而扩展经方的应用范围。柴胡加龙骨牡蛎汤的辨证眼目在于:"胸满烦惊,小便不利,谵语,一身尽重"等,抓住主证,结合舌脉,加减用方。

自《伤寒论》记载柴胡加龙骨牡蛎汤以来,应用已近千年,从治疗精神情志疾病发展到可以治疗高血压、糖尿病等多系统疾病,在中医方剂学发展史上产生了深远的影响。后世医家根据各自不同的证治体会,加减化裁出了许多类似方剂,扩展了中国传统医学补虚类方药的证治范围,长期的医疗实践积累了丰富的临床经验。有关柴胡加龙骨牡蛎汤的文献,内容涉及病因病机、临床表现、功效主治、用法方解等方面,随着其应用范围的不断增加,对方药的配伍理解也在不断加深,为后学之人辨证运用此方提供了宝贵经验。

第二节 名医验案

一、李赛美教授临床医案举隅

◎案

胡某,男,48岁。2010年3月23日初诊。既往有2型糖尿病史8年余,自查血糖控制在7~8mmol/L,糖化血红蛋白7%,刻诊见头晕,无天旋地转感,伴耳鸣,腰酸,疲倦乏力,偶有口干,口苦口臭,左下腹时觉隐痛不适,胃纳尚可,睡眠欠佳,易醒,少梦,大便硬如羊屎状,小便较黄,舌红、苔少,脉弦滑。辨证为少阳胆火内郁,心神不安。

处方:柴胡10g,黄芩10g,法半夏10g,太子参30g,珍珠母30g,大枣10g,炙甘草6g,生姜10g,生龙骨30g(先煎30分钟),生牡蛎30g(先煎30分钟),大黄6g,茯苓15g,桂枝10g,木香6g。5剂,水煎服,分早晚各服小半碗。

二诊:诉头晕耳鸣较前明显好转,睡眠大大改善,大便通畅,质软,口不苦,左下腹隐痛基本消失,再服上方去大黄,5剂收效。自测血糖波动于5~6mmol/L。

按 患者消渴病日久,消耗阴液与正气,故口干口苦与疲倦乏力俱见,《黄帝内经》云:"胆足少阳之脉,起于目锐眦,上抵头角,下耳后,循颈行手少阳之前,至肩上却交出手少阳之后……其支者,从耳后入耳中,出走耳前,至目锐眦后;其支者,别锐眦,下大迎,合于手少阳。"相火亢旺,循经内扰,而见头晕耳鸣,心神不宁,故见睡眠欠佳,但患者易醒,处事易惊,舌红、脉弦滑均为胆火内郁之症。肝胆相照,肝经络阴器而循下腹部,经络气血不通而时见左下腹隐痛。

◎案

欧阳某,男,22岁。2010年3月25日初诊。患者既往有甲亢病史多年,

3月11日查甲状腺功能示:Anti - TPO > 1 000IU/mL,Anti - TG > 3 000IU/mL,FT3:8.08(2.76~6.45),TSH:0.28(0.35~4.94),现已口服丙基硫氧嘧啶50mg,每天2次,已一年。刻诊述失眠,甚彻夜难眠,心烦易怒,双手稍震,双目外突,平卧时易流泪,无心慌心跳,无胸闷,二便尚调,胃纳好。舌红、苔薄白,脉细。查体:甲状腺Ⅰ度肿大。辨证为少阳胆热,兼有阴液亏虚。

处方:柴胡10g,黄芩10g,法半夏10g,太子参30g,大枣10g,炙甘草6g,生姜10g,龙骨30g,牡蛎30g,白术10g,猪苓20g,泽泻15g,茯苓20g,白芥子30g,僵蚕10g,莪术10g。加用虫类药加大祛风力度,再加白芥子、莪术化痰祛瘀,消除局部结块。并嘱患者平时注意调整心情,规律作息。

5剂后二诊:患者诉现睡眠可四五小时,心烦易怒较前好转,继续予上方15剂后患者睡眠可达到六七小时,各项症状基本消失。复查甲状腺功能示FT3及TSH均降至正常范围。

按 患者年纪尚小,但因甲亢与生活作息密切相关,工作学习压力较大,个人对于心情压力不注意释放缓解也很容易引起症状反复。患者烦躁易怒,双手震颤,均为风动之象,肝主风,藏血而恶郁,肝气不疏,久郁化火,厥阴与少阳相表里,胆腑内寄相火,风动相火,扰心则见失眠不安,扰筋则见四肢震颤,肝主目,少阳经脉循行过目,火热上窜致目睛外突,"人卧血归肝",胆火消耗阴液,故患者平卧时易流泪。颈部亦为少阳经脉所过之处,血气流注局部,凝滞胶着而成肿大包块。

◎案

郑某,女,29岁。2010年4月初诊。反复失眠1年余,伴多梦,心中焦虑不安,神疲乏力,纳差,大便每日四五次,平素易感冒,经期血块较多、色黑,小便正常,舌淡红、苔少,脉沉细。究其本质,应为肝气郁,化火扰心,横逆犯脾。

处方:柴胡10g,枸杞子15g,黄芩10g,生姜10g,法半夏10g,太子参30g,大枣10g,炙甘草6g,桂枝10g,白芍10g,龙骨30g(先煎),牡蛎30g(先煎),远志10g,石菖蒲15g,茯苓15g,菟丝子15g。方中加用白芍、枸杞子、菟丝子养阴使肝得阴助而疏泄调,远志、石菖蒲养心安神而助龙骨、牡蛎潜阳。配合口服氟哌噻吨美利曲辛、谷维素、维生素B₁、益脑胶囊等。

5 剂后患者失眠有所改善,每夜可睡三四小时,心中焦虑感有所减轻,效不更方,继续予原方更进 20 余剂后,患者焦虑症状大大改善,已不必服用抗焦虑药,每晚可睡 7 小时。

【按】患者工作压力较大,致肝气不疏,肝为将军之官,喜条达而恶抑郁,气机不畅,郁久化热,内扰心神,则见心中焦躁不安,失眠多梦。但其与栀子豉汤之"烦热胸中窒"不一,此则为肝气郁而胆火扰,彼则是邪化热而扰胸膈,为心火躁动不安。女子以血为本,经期瘀血块增多亦为气滞血瘀之佐证。张仲景云:"见肝之病,知肝传脾,当先实脾。"木不疏土,土不荣木,肝木克于脾土,脾失健运,而见纳差乏力、便次增多,卫出中焦,脾土不健,卫气不充,故腠理皮毛开泄,邪气即入,平素亦易感冒。

讨论

李赛美教授认为,柴胡加龙骨牡蛎汤为治标之方,祛邪为主,化痰清热,调和枢机,潜镇安神,使邪从二便、从少机而解。在运用中李赛美教授的用药思路及特点如下:

1. 崇方义,不忘扶正

张仲景柴胡加龙骨牡蛎汤,为小柴胡汤去炙甘草,加大黄、茯苓、桂枝、龙骨、牡蛎、铅丹而成。而现代临床杂病中,以慢性病、老年性疾病多见。多虚实夹杂,以正虚为主。李赛美教授常用炙甘草配人参,以加强健脾扶正的作用。原方铅丹有毒,故去之,另加石决明或珍珠母加强潜镇平肝。白芍是李赛美教授药方中使用频率较大的一味药,《本草备要》有云其:"补血,泻肝,涩,敛阴,苦酸微寒,入肝脾血分,为手、足太阴肺脾行经药。泻肝火酸敛汗,肝以敛为泻,以散为补,安脾肺,固腠理,肺主皮毛,脾主肌肉。肝木不克土,则脾安。土旺能生金,则肺安。脾和肺安,则腠理固矣,和血脉,收阴气,敛逆气,酸主收敛,散恶血,利小便,敛阴生津,小便自利,非通行之谓也。缓中止痛,东垣曰:"经曰损其肝者缓其中,即调血也。益气除烦,敛汗安胎,补劳退热。"所以针对肝阴不足、肝血亏虚之证无疑是一味上品类药。

2. 守病机,拓展运用

现代临床诸多心身疾病,如糖尿病、甲亢、高血压病、更年期综合征等皆属之列。从中医病机分析,心肝木火相生,从六经辨证言,少阳厥阴表里关系,阳病入阴,或阴病出阳。少阳枢机不利,三焦气机不畅,易生痰热或湿热,内犯厥阴,致心神不宁,肝气上冲;木旺克土,脾不运化,上热下寒,上盛下虚;累及少阴,致阴阳俱虚,或寒化、或热化。故杂病终归不离肝、脾、肾,即太阴、少阴、厥阴之病。李赛美教授认为,柴胡加龙骨牡蛎汤为治标之方,祛邪为主,化痰清热,调和枢机,潜镇安神,使邪从二便、从少机而解,见效速,但中病即止,邪退五分,以从整体、从三阴调理为主。由于龙骨、牡蛎等矿石类药碍胃气,故常嘱患者饭后服药。

3. 治杂病,加减变通

李赛美教授临床时,除谨守柴胡加龙骨牡蛎汤之痰、火、郁、烦(或躁)、惊之病机病症之征外,常根据临床具体情况,灵活加减。如糖尿病合并肾病、尿频多泡沫者,加山茱萸、玉米须;合并高血压而心烦失眠者,加石决明、天麻、珍珠母、熟酸枣仁、牛膝、首乌藤;兼甲亢凛病者,加夏枯草、玄参、生牡蛎、浙贝母;兼皮肤痒者,加苏叶、防风、地肤子;咽中不适者,加桔梗、咸竹蜂;肺窍不利者,加辛夷、苍耳子;兼颈椎病、项背活动不利者,合桂枝加葛根汤;血瘀肢痹者,加五灵脂、蒲黄、赤芍、三七、芍药;肝郁甚者,加四逆散、合欢花;中焦痰热盛者,合黄连温胆汤;胃火旺者,加亡虎汤;肺热盛者加鱼腥草、升麻;若肝肾不足者,加枸杞子、补骨脂、淫羊藿、菟丝子、熟地黄;脾肾阳虚者,合四逆汤;胃肾阴虚者,加天花粉、生地黄、麦冬。杂病治疗始终以病机为主,辨机用方,药随症变,故能获良好疗效。见效速,但中病即止,邪退五分,则以从整体、从三阴调理为主。

总而言之,李赛美教授在运用本方时,从临床实际出发,本着"观其脉证,知犯何逆,随症治之"的原则,发煌古意,博采众长,同病异治,异病同治,灵活辨证,临床疗效卓著。

二、朱进忠医案举隅

1. 惊悸怔忡(频发性室性期前收缩)

毕某,男,41 岁。心前区憋闷,时有心跳暂停之感。某院心电诊为"频发性室性期前收缩",住院治疗4月余无效。头晕失眠,心烦而悸,嘈杂泛酸,四肢乏力,口苦口干,苔薄白,脉弦而结湿。证脉相参,诊为邪入少阳,心阳不振,水饮不化。拟用柴胡加龙骨牡蛎汤加减。

处方:柴胡15g,半夏10g,党参10g,黄芩10g,桂枝15g,茯苓15g,甘草6g,生姜9g,大枣7枚,大黄3g,龙骨15g,牡蛎15g。

服药3剂,诸证均减,继服40剂,诸症消失而愈。

按 惊悸怔忡有虚实之分,虚者多因心血之不足;实者,多因于痰火。心生血,主藏神。心脏负责推动血液在脉道中的正常运行。心气充足,血液充盈,脉道通畅,才能让心主血脉的生理功能保持正常。中医以五脏为中心,将人的精神、意识、思维活动归属于五脏,并由心所主管。故养血安神、清热化痰为本病常用之法。若肝郁气滞、心阳不振、水饮上冲者,投以本方确有实效。

2.耳聋耳鸣(耳硬化症)

郭某,女,成年人。耳鸣耳聋5年,某院诊为耳硬化症,久治不效。头晕头胀,时轻时重,严重时天旋地转,不敢睁眼,甚至恶心呕吐,失眠心烦,胸胁苦满,大便秘结,小便时清时黄,脉弦滑。综合脉证,诊为痰火郁结,肝胆阳明俱病。拟柴胡加龙骨牡蛎汤去铅丹,加甘草,10剂诸症好转,30剂后头晕耳聋消失,但仍时有耳鸣。

按 观本案脉证,其脉弦滑。弦脉脉象为端直以长,如按琴弦。弦脉按之不移,举之应手,端直如弓弦。滑脉脉象为往来流利,如珠走盘,应指圆滑,与数相似。显为肝气郁结、痰火阻滞、肝胆阳明俱见之候,以本方柴胡加龙骨牡蛎汤去铅丹,加甘草加减而有良效。

3.阳痿

陈某,男,41岁。频繁遗精七八年,针刺治疗后,非但遗精不减,且发现阳痿,前后服龟灵集、三肾丸及温肾壮阳之品达300多剂无效。近年来,亦感头晕心悸,烦躁易怒,口苦咽干,舌苔薄白,脉沉弦而缓。综其脉证,诊为三焦气滞、寒湿不化、心肾不交、命火失养之疾,乃拟柴胡加龙骨牡蛎汤理三焦、化寒湿、交心肾。

处方:柴胡6g,半夏9g,甘草6g,大黄3g,黄芩9g,党参9g,桂枝12g,生姜3片,大枣5枚,生龙骨15g,生牡蛎15g。

服药3剂阳痿好转,继进20剂诸证均愈。

按 阳痿又称男性生殖器反应失败,指成年男性有性欲,但难以产生或维持满意的性交所需要的阴茎勃起,如性交时阴茎不能勃起或勃起不充分或历时短暂,以致不能插入阴道。但在手淫时、睡梦中、早晨醒来时可以勃起。阳痿多责之于命门火衰,温补下元乃医者常用之法。然本案病情复杂,为三焦气滞,寒热夹杂,心肾不交。用本方在于疏通三焦,寒热并治,心肾并调。所以治疗本病必须详审病因以论治。

4. 遗精

郭某,男,40岁。遗精5年,频用固精止遗之剂不效,近两年来更加严重。一般二三天遗精一次,有时几天连续遗精。头晕头胀,失眠心悸,烦躁易怒,胸满窜痛,少腹拘急而冷,口苦咽干,指(趾)厥冷,舌苔黄白而润,脉沉弦。证脉相参,诊为肝郁气结,疏泄失职,肾关失固。方拟柴胡加龙骨牡蛎汤加减。

处方:柴胡6g,半夏9g,黄芩9g,天花粉9g,党参9g,桂枝9g,茯苓9g,龙骨15g,牡蛎15g,生姜3片,甘草6g,大枣5枚,大黄3g。

服药4剂遗精好转,继服80剂而愈。

按 遗精一证,虽然是由于肾气亏虚、固摄无权之肾气不固为多,但其他脏腑阴阳气血失调亦可致此,肾所不固的主要原因大多是由于年高肾气亏虚,或年幼正气未充,或房事过度,或久病伤肾所致。当分其心、肝、肾而求之。本案少用固精之品而取效,在于调治肝木也。

5. 妄动(小儿舞蹈病)

张某,女,12岁。手足乱动,行走不稳,挤眉弄眼等5个多月。某院诊为舞蹈病。烦躁易怒,时时叹气,脉弦而细。综合脉证,诊为邪入少阳,痰湿内郁,风邪外客。故拟柴胡加龙骨牡蛎汤加减,解少阳,化痰湿,祛风定痉。

处方:柴胡3g,桂枝6g,白芍6g,黄芩6g,半夏6g,党参6g,茯苓6g,生龙骨6g,生牡蛎6g,甘草6g,生姜2片,大枣2枚。

服药3剂诸症好转,继服30剂而愈。

按 本案患儿以妄动为主,四诊合参,脉证相应,诊为邪入少阳,痰湿内郁,风邪外客。予以解少阳、化痰湿,祛风定痉,故用柴胡加龙骨牡蛎汤加减,药证相对,疗效颇佳。

参考文献

[1]魏柳洲.续名医类案[M].长沙:湖南电子音像出版社,2002.

[2]闫炳远.柴胡加龙骨牡蛎汤治疗癫痫65例[J].四川中医,2002(4):20.

[3]李新民.中西医结合治疗小儿癫病失神发作临床观察[J].天津中医药,2007,24(2):167.

[4]唐晓军,徐楠.柴胡加龙骨牡蛎汤治疗脑卒中后迟发性癫痫的临床观察[J].光明中医,2009,24(11):2139－2140.

[5]倪良玉.柴胡加龙骨牡蛎汤的临床应用体会[J].山西中医,2005(2):21.

[6]张海莹.柴胡加龙骨牡蛎汤临床应用[J].光明医药,2009(4):24.

[7]刘成.柴胡加龙骨牡蛎汤治疗血管性痴呆30例临床观察[J].实用中医内科杂志,2009(10):23.

[8]李庭凯,屈玉明,朱进忠.柴胡加龙骨牡蛎汤的临床应用[J].山西职工医学院学报,2003(11):10.

[9]陈小月.柴胡加龙骨牡蛎汤新用[J].新中医,2003(7):35.

[10]蒋例芹.柴胡加龙骨牡蛎汤临床应用[J].光明医药,2009(4):24.

[11]李素明.柴胡加龙骨牡蛎汤治疗精神神经病[J].河南中医药学刊,2001(1):16.

[12]刘为民,何丽云,王建.柴胡加龙骨牡蛎汤加减治疗中风后抑郁症疗效观察[J].中国中医药信息杂志,2009,16(1):1－12.

[13]赵国庆,赵晓玲,王严.柴胡加龙骨牡蛎汤治疗广泛性焦虑症54例临床观察[J].社区中医药,2008(149):14.

[14]宋雅芳.柴胡加龙骨牡蛎汤临床新用[J].陕西中医学院学报,2006(3):29.

[15]王武军.柴胡加龙骨牡蛎汤治疗不稳定型心绞痛合并室性期前收缩65例疗效观察[J].新中医,2008(3):40.

[16]朱健萍.柴胡加龙骨牡蛎汤治疗原发性高血压174例疗效观察[J].中医药信息,2003(5):60.

[17]毛长岭,雷雪梅.柴胡加龙骨牡蛎汤治疗老年性室性早搏90例[J].湖南中医杂志,2007,13(5):26－27.

[18]刘莉莉,高晔.柴胡加龙骨牡蛎汤治疗更年期综合征100例[J].河北中医药学报,2001(12):4.

[19]倪良玉.柴胡加龙骨牡蛎汤加减治疗阳痿30例[J].中医研究,2004(1):17.

[20]李铁成,刘茂祥.柴胡加龙骨牡蛎汤治疗失眠症40例临床观察[J].长春中医药大学学报,2008(3):24.

[21]陈明.伤寒名医验案精选[M].北京:学苑出版社,2005.

[22]吕海婴.火神派名家医案选[J].辽宁中医杂志,2008(7):35.

[23]张玉波,张勇.吕同杰治疗疑难病验案例[J].中国医药学报,1998(1):17.

[24]蓝一清.柴胡加龙骨牡蛎汤的临床应用[J].辽宁中医杂志,1984(12):24.

[25]张家驹.柴胡加龙骨牡蛎汤治疗恐怖神经症14例[J].实用中医内科杂志,19948(3):10.

[26]彭光超.柴胡加龙骨牡蛎汤加减治疗更年期综合征385例[J].河南中医,2006(9):26.

[27]徐国龙,杨帆,章复清.柴胡加龙骨牡蛎汤对PTZ点燃型癫痫大鼠脑内氨基酸含量的影响[J].中国医药学报,2002,17(3):165-167.

[28]王维勋,孙付军,张希林,等.柴胡加龙骨牡蛎汤加减对焦虑模型小鼠的影响[J].辽宁中医杂志,2008,35(8):1264-1265.

[29]张有志,聂惠民,付延龄.柴胡加龙骨牡蛎汤等经方治疗抑郁症的动物行为学研究[J].中国中医基础医学杂志,2001,7(7):23.

[30]柳迎春.柴胡加龙骨牡蛎汤合孔圣枕中丹治疗中风后抑郁30例[J].北京中医药,2010(7):29.

[31]李彩霞.柴胡加龙骨牡蛎汤合酸枣仁汤加减治疗失眠56例[J].社区中医药,2008(15):10.

[32]李显雄.柴胡加龙骨牡蛎汤合盐酸氟西汀治疗中风后抑郁症的临床观察[J].现代医院,2010(4):10.

[33]王维勋,孙付军,张希林.柴胡加龙骨牡蛎汤加减对焦虑模型小鼠的影响[J].辽宁中医杂志,2008(8):36.

[34]宣志红,于峰.柴胡加龙骨牡蛎汤加减方对高架十字迷宫大鼠行为学的影响[J].中国中药杂志,2008(18):33.

[35]谢印刚,陈永刚.柴胡加龙骨牡蛎汤加减肺结核治验二则[J].工企医刊,2005(6):18.

[36]张勇.柴胡加龙骨牡蛎汤加减治疗不寐肝郁化火证临床观察[J].北京中医药,2010(7):29.

[37]张新平,廖伯年,邓正万.柴胡加龙骨牡蛎汤加减治疗儿童多动症30例[J].四川中医,2005(7):23.

[38]徐奕佳,卢瑜卿.柴胡加龙骨牡蛎汤加减治疗更年期精神病50例临床观察[J].中医药临床杂志,2005(1):32-33.

[39]蒯彤,岳沛芬.柴胡加龙骨牡蛎汤加减治疗更年期综合征38例[J].北京中医,2006(6):342-343.

[40]王晓滨,时思毛,班艳红.柴胡加龙骨牡蛎汤加减治疗经断前后诸证的临床观察[J].中医药学报,2010(2):38.

[41]李仁灿.柴胡加龙骨牡蛎汤加减治疗经期前后综合征[J].浙江中医杂志,2008(8):456.

[42]成秀明.柴胡加龙骨牡蛎汤加减治疗女性更年期综合征体会[J].基层医学论坛,2009(32):1018.

[43]毛晓红.柴胡加龙骨牡蛎汤加减治疗女性尿道综合征38例疗效观察[J].中医中药,2008(33):5.

[44]李楠.柴胡加龙骨牡蛎汤加减治疗痰热内扰型失眠45例疗效观察[J].新中医,2010(10):82-83.

[45]黄顺祥.柴胡加龙骨牡蛎汤加减治疗小儿尿频综合征30例[J].山东中医杂志,2008(1):27.

[46]张旭剑.柴胡加龙骨牡蛎汤加减治疗中风后抑郁症疗效观察[J].中国中医信息杂志.2009(4):72.

[47]张水源.柴胡加龙骨牡蛎汤加味治疗高脂蛋白血症58例[J].福建中医学院学报,2001(2):11.

[48]李刚,程晓春,罗绍华,等.柴胡加龙骨牡蛎汤加味治疗失眠30例[J].西南军医,2010(1):12.

[49]谢文婷,朱婉儿,李婷.加减柴胡加龙骨牡蛎汤对大鼠急性应激反应的影响[J].浙江中医杂志,2006(7):41.

[50]柳东杨,崔建锋,苏俊芳.柴胡加龙骨牡蛎汤改善男性慢性骨盆疼痛综合征患者精神症状的临床观察[J].四川中医,2006(2):24.

[51]徐国龙,杨帆,章复清.柴胡加龙骨牡蛎汤对PTZ点燃型癫痫大鼠脑内氨基酸含量的影响[J].中国医药学报,2002(3):17.

[52]何泉善.柴胡加龙骨牡蛎汤的临床应用体会[J].青海医药杂志,2009(9):39.

[53]李艳锋,张恒.《伤寒论》六柴胡汤之临床运用举隅[J].陕西中医,2009(9):30.

[54]毛晓红,刘波.柴胡加龙骨牡蛎汤治疗纤维肌痛综合征40例疗效观察[J].黑龙江中医药,2009(2):2.

[55]张玲玲,杨亚平.柴胡加龙骨牡蛎汤的方证研究[J].中国民间疗法,2005(11):13.

[56]戴智勇.柴胡加龙骨牡蛎汤的临床应用[J].社区中医药,2006(72):1.

[57]高翔.柴胡加龙骨牡蛎汤的临床应用[J].中国中医药信息杂志,2003(11):10.

[58]吕海泉.柴胡加龙骨牡蛎汤的临床应用[J].陕西中医,2006(7):27.

[59]李强,张晓伟,谢正.柴胡加龙骨牡蛎汤对艾滋病抑郁症患者临床症状及免疫功能的影响[J].辽宁中医杂志,2010(5):37.

[60]董逢泉,朱婉儿,谢文婷.柴胡加龙骨牡蛎汤对大鼠心理应激反应的影响[J].浙江中医药大学学报,2007(1):31.

[61]黄莉莉,于爽,李秋红.柴胡加龙骨牡蛎汤对去卵巢大鼠睡眠时相的影响[J].中国中医基础医学杂志,2010(1):16.

[62]康大力,瞿融,朱维莉.柴胡加龙骨牡蛎汤对抑郁动物下丘脑－垂体－肾上腺轴的影响[J].中国临床药理学与治疗学,2005(11):1231－1235.

[63]明瞿融,孟海彬,褚蔚.柴胡加龙骨牡蛎汤对抑郁模型大鼠脑内单胺递质的影响[J],中药药理与临床,2003(6):19.

[64]熊兴江,李海霞.柴胡加龙骨牡蛎汤方证运用体悟[J].上海中医药杂志,2010(10):44.

[65]胡静.柴胡加龙骨牡蛎汤合丙戊酸钠治疗小儿癫痫临床观察[J].河南中医,2010(8):30.

[66]陈小月.柴胡加龙骨牡蛎汤化裁治疗感冒后心悸4例[J].实用中医药杂志,2006(17):22.

[67]王芳.柴胡加龙骨牡蛎汤化裁治疗失眠42例[J].实用中医药杂志,2007(2):23.

[68]马世平,瞿融,傅强.柴胡加龙骨牡蛎汤抗抑郁作用研究[J].中国药理通讯,2003(1):20.

[69]张玉喜.柴胡加龙骨牡蛎汤临床新用[J].辽宁中医杂志,2003(11):30.

[70]史俊仙.柴胡加龙骨牡蛎汤临床应用[J].光明中医,2010(3):25.

[71]杨士珍,贾世复.柴胡加龙骨牡蛎汤临床应用举隅[J].光明中医,2006(6):21.

[72]王名扬,陈超存.柴胡加龙骨牡蛎汤妙治高血压病验案二则[J].实用医技杂志,2006(4):13.

[73]南晋生.柴胡加龙骨牡蛎汤新用[J].中国民间疗法,2005(1):13.

[74]杨剑横.柴胡加龙骨牡蛎新用[J].新中医,2000(8).57.

[75]郭恒林.柴胡加龙骨牡蛎汤新用2则[J].河北中医,2009(1):31.

[76]王维勋.柴胡加龙骨牡蛎汤异病同治举隅[J].陕西中医,2002(8):23.

[77]包祖晓,管利民.柴胡加龙骨牡蛎汤在神经精神疾病中的运用[J].河北中医,2003(11):25.

[78]王晓燕,吕富荣.柴胡加龙骨牡蛎汤治疗儿童多发性抽动症32例[J].陕西中医,2007(7):773－774.

[79]陈超存.柴胡加龙骨牡蛎汤治疗高血压病验案举隅[J].中华实用中西医杂志,2003(9):1202-1203.

[80]闫兆平,黄文甫,卫向阳.柴胡加龙骨牡蛎汤治疗功能性胃肠病33例[J].现代中西医结合杂志,2010(22):19.

[81]李清泉.柴胡加龙骨牡蛎汤治疗精神疾病疗效分析[J].陕西中医,2009(9):30.

[82]唐晓军,徐楠.柴胡加龙骨牡蛎汤治疗脑卒中后迟发性癫痫的临床观察[J].光明中医,2009(11):24.

[83]徐楠,王秀君.柴胡加龙骨牡蛎汤治疗脑卒中后癫痫33例[J].中国中医急症,2007(3):16.

[84]马先军.柴胡加龙骨牡蛎汤治疗脑卒中后抑郁症45例临床观察[J].世界今日医学杂志,2001(3):2.15.

[85]张国安,杨经建.柴胡加龙骨牡蛎汤治疗消化性溃疡39例[J].湖南中医杂志,2000(4):16.

[86]李楠,薛长玲,李霞.柴胡加龙骨牡蛎汤治疗心血管神经症疗效观察[J].四川中医,2004(11):22.

[87]石月平,赵建宇,周亚滨.柴胡加龙骨牡蛎汤治疗心血管神经症体会[J].中医药信息,2002(3):19.

[88]赵洪运.柴胡加龙骨牡蛎汤治疗心脏神经官能症36例[J].中国民间疗法,2004(1):12.

[89]黄宁.柴胡加龙骨牡蛎汤治疗中风后抑郁症38例[J].实用中医内科杂志,2007(9):21.

[90]周世民.活用柴胡加龙骨牡蛎汤3例[J].白求恩军医学院学报,2004(3):2.

[91]成菲.江柏华教授应用柴胡加龙骨牡蛎汤治疗植物神经功能紊乱临床经验[J].中医中药,2010(19):8.

[92]李淑芳,郑国宁,王辉.卢化平运用柴胡加龙骨牡蛎汤验案举隅[J].辽宁中医杂志,2005(12):32.

[93]王亚雷.马融教授治疗小儿癫痫验案举隅[J].长春中医药大学学报,2008(4):24.

[94]赵德喜.张琪教授以古方治疗神志病验案3则[J].新中医,2008(6):40.

[95]杨绍心,张士卿.张士卿教授用柴胡加龙骨牡蛎汤治疗多发性抽动症的经验[J].中医临床研究,2010(18):98-99.

[96]李晶,赵德喜.赵德喜教授以古方治愈重度抑郁发作1例[J].杏林中医药,2009(2):29.

[97]谢幼红,解国华.周乃玉运用柴胡加龙骨牡蛎汤治疗风湿病的经验[J].北京中医药,2005(2):24.

[98] 张玲. 朱进忠运用柴胡加龙骨牡蛎汤治验举隅[J]. 光明中医,2008(6):23.

[99] 王维勋,孙付军,李芳. 柴胡加龙骨牡蛎汤对焦虑模型大鼠单胺类递质的影响[J]. 中药新药与临床药理,2008,19(5):340.

[100] 陆洁,厉璐帆,瞿融. 柴胡加龙骨牡蛎汤有效部位对慢性应激大鼠行为及海马神经组织的影响[J]. 药学与临床研究,2011,19(3):231.

[101] 刘亚东,瞿融,李秀敏. 柴胡加龙骨牡蛎汤抗癫痫作用及对癫痫大鼠脑组织内 MDA、SOD、ATP 酶的影响[J]. 中药药理与临床,2008,24(5):5.

[102] 黄莉莉,于爽,李秋红. 柴胡加龙骨牡蛎汤对去卵巢大鼠睡眠时相的影响[J]. 中国中医基础医学杂志,2010,16(1):38.

[103] 刘伟,杨际平. 柴胡加龙骨牡蛎汤对不稳定性心绞痛患者血清脂联素的影响[J]. 中国现代远程教育,2012,10(6):66.

[104] 李向前,李玉奎. 柴胡加龙骨牡蛎汤对高血压患者血清 PCⅢ 的影响[J]. 求医问药,2012,10(3):491.

[105] 赵国庆,赵晓玲,王严. 柴胡加龙骨牡蛎汤加减治疗广泛性焦虑症 54 例临床观察[J]. 社区中医药,2008,10(191):167.

[106] 邓暖繁. 柴胡龙骨牡蛎汤治疗恶性肿瘤化疗后并发抑郁症临床观察[J]. 光明中医,2012,27(1):76.

[107] 王群生. 柴胡加龙骨牡蛎汤治疗 32 例强迫症的临床观察[J]. 光明中医,2012,27(8):1574.

[108] 王亚雷. 马融教授治疗小儿癫痫验案举隅[J]. 长春中医药大学学报,2008,24(4):363.

[109] 冯世纶. 胡希恕讲伤寒杂病论[M]. 北京:人民军医出版社,2007.

[110] 王庆国,李宇航. 刘渡舟伤寒论讲稿[M]. 北京:人民卫生出版社,2008.

[111] 中国中医研究院. 岳美中医案集[M]. 北京:人民卫生出版社,2005.

[112] 李红,李玉平,马青东. 柴胡加龙骨牡蛎汤治疗失眠症 30 例临床观察[J]. 中国医药指南,2012,10(30):601.

[113] 李铁成,刘茂祥. 柴胡加龙骨牡蛎汤治疗失眠症 40 例临床观察[J]. 长春中医药大学学报,2008,24(3):282.

[114] 彭小艳. 柴胡加龙骨牡蛎汤治疗胆心综合征临床观察[J]. 中医药临床杂志,2011,23(11):966.

[115] 李龙. 柴胡加龙骨牡蛎汤治疗心脏神经症临床观察[J]. 心血管防治知识,2011,6(3):20.

[116] 戴娟. 运用和法治疗冠心病心绞痛汗症疗效观察[J]. 中医药导报,2011,17(4):33.

[117] 毛晓红. 柴胡加龙骨牡蛎汤加减治疗女性尿道综合征 38 例疗效观察[J].

中国医药导报,2008,5(33):58.

[118]黄顺祥.柴胡加龙骨牡蛎汤加减治疗小儿尿频综合征30例[J].山东中医杂志,2008,27(1):27.

[119]花海兵,袁士良,龚伟.柴胡加龙骨牡蛎汤治疗非糜烂性胃食管反流病55例临床研究[J].江苏中医,2012,44(8):24.

[120]张君仁.柴胡加龙骨牡蛎汤合方应用二例体会[J].世界最新医学信息文摘.2015,15(47):199.

[121]王健.桂枝汤合方治疗内伤杂病验案3则[J].河南中医,2014,34(8):1453.

[122]马妍,崔远武.柴胡加龙骨牡蛎汤与升降散合方治疗皮肌炎1例[J].新中医,2013,45(7):215.

[123]路广林,张秋霞,郭华.聂惠民运用经方合方临证治验举隅[J].北京中医药,2011,30(7):500.

[124]潘洋,张琪.礞石滚痰丸合柴胡加龙骨牡蛎汤加减治疗癫狂验案1则[J].中医杂志.2013,54(15):1276-1277.

[125]张秋霞,杨亦龙,王雅丽.聂惠民教授治疗抑郁症的临证经验[J].世界中医药,2014,9(8):1034-1036.

[126]何勇.经方叠用重剂起沉疴采撷[J].中国中医急症,2012,22(11):1974.

[127]李宇铭.论柴胡加龙骨牡蛎汤证属三阳同病[J].山东中医药大学学报,2011,35(5):402-403.

[128]柳迎春.柴胡加龙骨牡蛎汤合孔圣枕中丹治疗中风后抑郁30例[J].北京中医药,2010,29(7):540-542.

[129]李显雄.柴胡加龙骨牡蛎汤合盐酸氟西汀治疗中风后抑郁症的临床观察[J].现代医院,2010,10(4):73-74.

[130]郅军.归脾汤合柴胡加龙骨牡蛎汤结合心理干预治疗传染病产后抑郁44例[J].中国中医药现代远程教育,2014,12(22):16-17.

[131]张小健.一贯煎合柴胡加龙骨牡蛎汤加减治疗脑卒中后抑郁30例[J].实用中医内科杂志,2011,25(6):54-55.

[132]钟向阳,李秋琼,缪雪娜.自拟柴胡加龙骨牡蛎汤加减治疗抑郁症50例[J].中国保健营养,2012,11(20):4746-4747.

[133]刘春招,曾庆明.曾庆明运用柴胡加龙骨牡蛎汤治疗抑郁症经验[J].世界中医药,2014,9(10):1322.

[134]吕海泉.柴胡加龙骨牡蛎汤的临床应用[J].陕西中医,2006,27(7):873.

[135]倪良玉.柴胡加龙骨牡蛎汤的临床应用体会[J].山西中医,2005,21(2):58.

[136]武保胜.柴胡加龙骨牡蛎汤加减治疗身心疾病之我见[J].山西医学教育,2002(6):25.

[137]李淑芳,郑国宁,王辉.卢化平运用柴胡加龙骨牡蛎汤验案举隅[J].辽宁中医杂志,2005,32(12):1307.

[138]王普京.柴胡加龙骨牡蛎汤加减治疗更年期失眠的疗效分析[J].中国中医基础医学杂志,2006,12(5):369.

[139]欧碧阳,李艳,杨志敏.柴胡加龙骨牡蛎汤治疗失眠的机理[J].时珍国医国药,2010,21(8):1887-1888.

[140]高慧,江建,张晓江.柴胡加龙骨牡蛎汤合酸枣仁汤治疗虚热性老年失眠[J].浅谈新中医,2014,46(12):250-251.

[141]林松.柴胡加龙骨牡蛎汤合白金丸治疗癫痫30例[J].吉林中医药,2011(3):34-35.

[142]胡静.柴胡加龙骨牡蛎汤合丙戊酸钠治疗小儿癫痫临床观察[J].河南中医,2010,30(8):742.

[143]叶双双.加味柴胡加龙骨牡蛎汤合愈痫丸治疗癫痫30例[J].中医临床研究,2014,6(1):74-75.

[144]闫炳远.柴胡加龙骨牡蛎汤治疗癫痫65例[J].四川中医,2002,20(4):48.

[145]梅国强.增损柴胡加龙骨牡蛎汤临证思辨录[J].上海中医药杂志,2013,47(2):27-29.

[146]王慧敏.柴胡加龙骨牡蛎汤为主治疗精神分裂症56例[J].中国社区医师,2010,12(8):105-106.

[147]汤明甫,李月波.柴胡加龙骨牡蛎汤加减治疗癔病[J].河南中医学院学报,1997(1):29.

[148]赵国庆,赵晓玲,王严.柴胡加龙骨牡蛎汤加减治疗广泛性焦虑症54例临床观察[J].中国社区医师,2008,10(14):116.

[149]李雷.柴胡加龙骨牡蛎汤治疗偏头痛15例[J].河北中西医结合杂志,1997,6(5):792.

[150]龙家俊.柴胡加龙牡汤治疗顽固性头痛[J].南京中医学院学报,1988(1):56.

[151]张旭剑.柴胡加龙骨牡蛎汤治疗慢性疲劳综合征69例[J].新中医,2009,41(2):83.

[152]程晓春.柴胡加龙骨牡蛎汤加减治疗纤维肌痛综合征42例[J].四川中医,2011,29(8):103-104.

[153]赵洪运.柴胡加龙骨牡蛎汤治疗心脏神经官能症36例[J].中国民间疗法,2004,12(1):57.

[154]王小芳.柴胡加龙骨牡蛎汤治疗心脏神经官能症[J].江苏中医,1999,20(12):42.

[155]王正凯.睡眠瘫痪的中医治疗[J].河南中医,2007,27(4):80-81.

[156]彭光超.柴胡加龙骨牡蛎汤加减治疗更年期综合征385例[J].河南中医,2006,26(6):13.

[157]王群生.柴胡加龙骨牡蛎汤治疗32例强迫症的临床观察[J].光明中医,2012,28(7):1574-1575.

[158]陈小丹.柴胡加龙骨牡蛎汤新用[J].新中医,2003,35(7):65.

[159]薛蓓云,李小荣.黄煌经方内科医案(六)——睡眠障碍治验2则[J].上海中医药杂志,2012,46(6):22-23.

[160]沈莉,颜红.中西医结合治疗惊恐障碍30例临床研究[J].北京中医药,2010,29(8):617-618.

[161]刘喜德.柴胡加龙骨牡蛎汤临证运用体会[J].新中医,2014,46(9):202.

[162]刘铭君,唐方.柴胡加龙骨牡蛎汤治疗疑难杂症验案[J].河南中医,2007,27(10):9-10.

[163]熊兴江,李海霞.柴胡加龙骨牡蛎汤方证运用体悟[J].上海中医药杂志,2010,44(10):22-24.

[164]王斌,施亦青,张谈.柴胡加龙骨牡蛎汤加减治验三则[J].浙江中医杂志,2012,43(3):219.

[165]甄真.王健教授巧用柴胡加龙骨牡蛎汤从痰、瘀治疗内科杂症[J].实用中医内科杂志,2012,26(11):5.

[166]贾跃进,王艳,李菲.柴胡加龙骨牡蛎汤临证应用举隅[J].光明中医,2012,27(8):1651-1652.

[167]李娥,王清.柴胡加龙骨牡蛎汤治疗肝郁气滞型心悸56例[J].中国中医急症,2013,22(1):137.

[168]耿建国.《伤寒论》心悸辨证施治探讨[J].陕西中医学院学报,1998(1):13-15.

[169]张小山.《伤寒论》方治心悸5法[J].新中医,1999,5(31):57-58.

[170]顾宁,陈红锦.《伤寒论》心悸证治浅析[J].中医药研究,2000,1(16):3-4.

[171]裴黎明.《伤寒论》治疗心悸七法探析[J].实用中医内科杂志,2002(3):126-127.

[172]刘应柯.张仲景辨治心悸探析[J].河南中医,2005,9(25):3-4.

[173]张旭初.仲景治心悸八法[J].国医论坛,1997,1(12):9.

[174]李鑫峰,周亚滨.周亚滨运用柴胡加龙骨牡蛎汤临床验案举隅[J].湖北中医杂志,2015,11(37):25-26.

[175]周正,郑宏,郑启仲.郑启仲经方治疗儿科疑难杂症经验[J].中国中医基础医学杂志,2015,21(8):1031-1032.

[176]陈洁瑜,张美红.儿童异嗜症的中西医浅析[J].中国中西医结合儿科学,
    2011,3(6):511-512.

[177]王名扬,陈超存.柴胡加龙骨牡蛎汤妙治高血压病验案二则[J].实用医技
    杂志,2006,13(4):639.

[178]朱健萍.柴胡加龙骨牡蛎汤治疗原发性高血压174例疗效观察[J].中医药
    信息,2003,5:60.

[179]李刘英,郑刚,侯朝钋.经方合用治疗冠状动脉粥样硬化性心脏病不稳定
    型心绞痛合并焦虑症30例[J].河南中医,2013,33(9):1439-1440.

[180]王昕.黄煌教授经方调理冠心病患者临证解析[J].中华中医药杂志,
    2010,25(8):1239.

[181]商明,曾明,景光光.柴胡加龙骨牡蛎汤加减治疗冠心病PCI术后抑郁状态
    30例疗效观察[J].中医药导报,2014,20(1):43-44.

[182]马清华,尹忠理,张云芬.柴胡加龙骨牡蛎汤治疗冠心病室性早搏临床研
    究[J].山东中医杂志,2014,33(5):366-367.

[183]裴中平.加减柴胡龙牡汤在心律失常中的应用[J].山西中医,1993(2):
    38-39.

[184]陈琳.柴胡加龙骨牡蛎汤加减治疗心律失常34例[J].中国中医急症,
    2005,14(6):12.

[185]刘婷婷.黄煌运用经方治疗慢性胃炎验案举隅[J].辽宁中医杂志,2007,34
    (10):1471.

[186]周庚生,张志民.柴胡加龙骨牡蛎汤的运用[J].浙江中医学院学报,1980
    (1):6-7.